Let's ask
a doctor
mental
health

心のお医者さん
に聞いてみよう

思春期の子の「うつ」がよくわかる本

SOSサインの見極め方と適切な接し方

精神科医・児童精神科医　東邦大学医学部精神神経医学講座
舩渡川智之 監修

大和出版

はじめに

小学校高学年から中学校くらいになったとき、特別大きな事件があったわけでもないのに、体調を崩したり、ふさぎ込んだり、学校に行けなくなってしまうお子さんがいます。親御さんは学校に相談し、地域の支援機関にもかけ合い、児童精神科までたどり着き、へとへとです。

「先生、病院なんだから、ここでどうにかしてください」

みなさん切実な面持ちで訴えます。本人はあまり自分から話をせず、親御さんも思い当たる原因はないとおっしゃいます。

頭痛や腹痛などの不定愁訴を訴え、ストレス症状があらわれているケース、なかには不登校になってしまったり、不安症、強迫症、摂食症といった診断が下ったりするケースもあります。

うつ病まではいかない、けれども強い不安や抑うつを抱えている子は、潜在的に多いと思います。

思春期は、大人になる過程で心身が大きく変化する時期です。精神的にも不安定になります。不安や抑うつの要因は非常に複雑で、医師が短時間、一面的にその子を見て即解決できるものではありません。

大切なのは、医療機関と家庭、先生など周囲の大人が子どもの精神状態を理解し、協力して見守ることです。

本書では、思春期の心のメカニズム、家庭での向き合い方や受診などについてわかりやすく記しています。本書を手にした親御さんが、お子さんの不安定な時期を一緒に乗り越えていかれることを願っています。

東邦大学医療センター大森病院　メンタルヘルスセンター
東邦大学医学部精神神経医学講座
精神科医・児童精神科医
舩渡川智之

CONTENTS

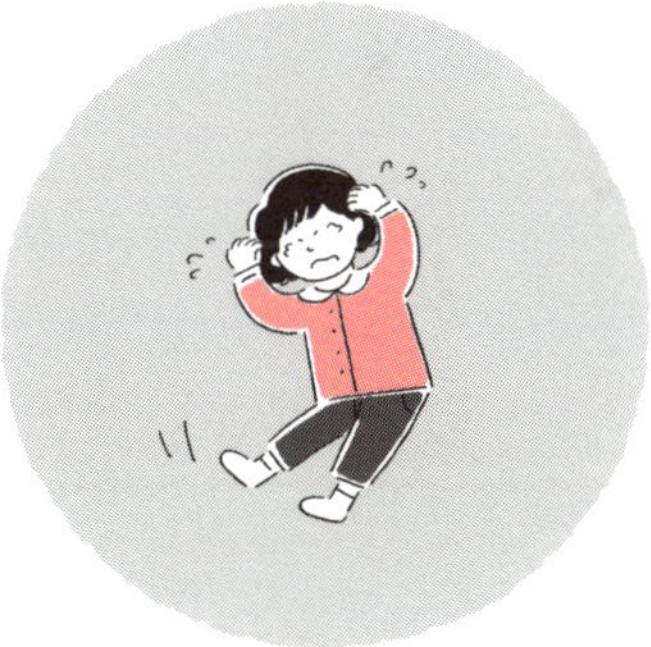

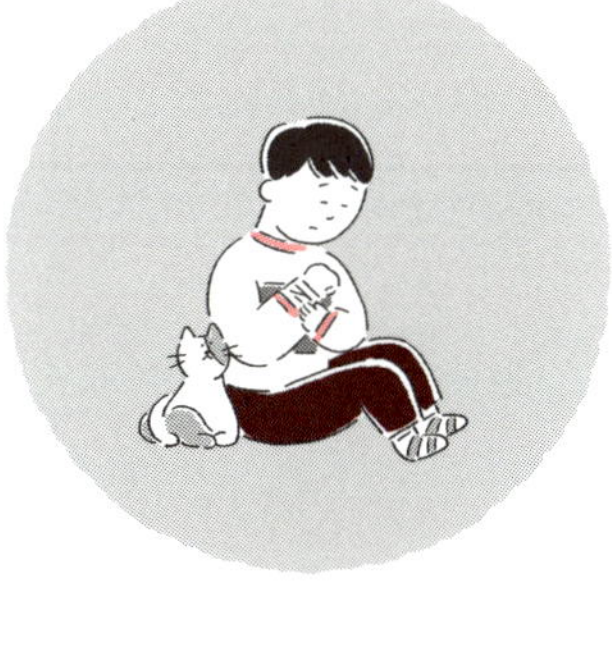

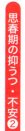

Part2

わが子の心がわからないと嘆く前に 思春期の心のメカニズムを理解する——25

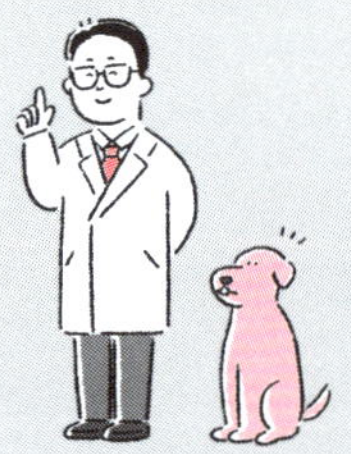

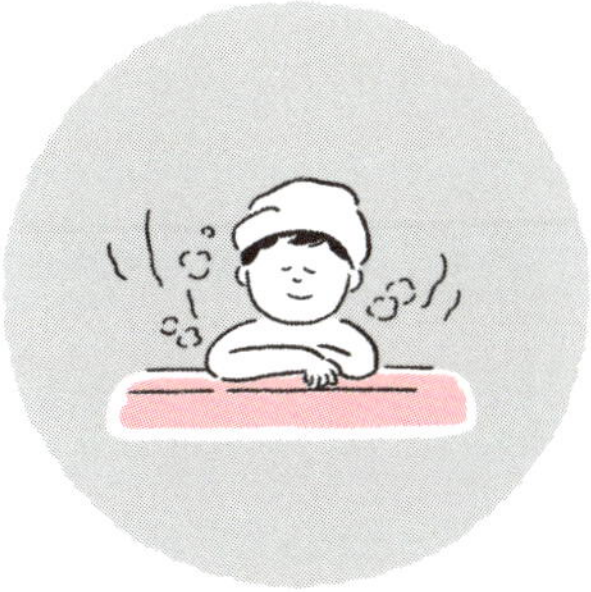

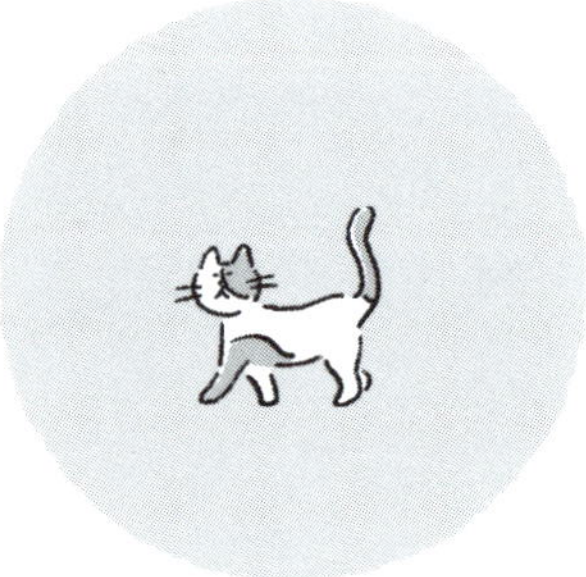

イラスト●すずきえりな
デザイン●酒井一恵

Part 1

子どもからのSOS!

抑うつ・不安のサインを見逃さないで

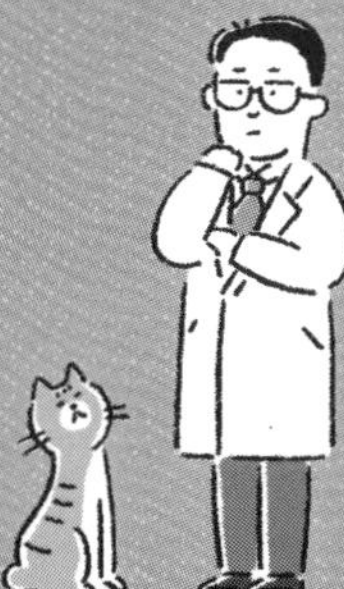

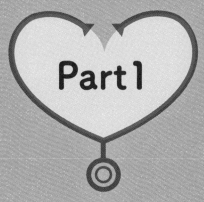

子どもは抑うつや不安を
ダイレクトに伝えられません。
頭痛や腹痛、しゃべらなくなる緘黙（かんもく）、
イライラや攻撃的な言動、
ときに自分を傷つける行為に
及ぶこともあります。

もしかしてこんなSOSサインを出していない？

抑うつが違う表現であらわれる

不安や抑うつがあると、さまざまな身体の不調があらわれることがあります。思春期の場合は、いら立ちや攻撃的言動、自分を傷つけるような行動なども加わります。しかし本人は、それが精神的な問題から起きているとは自覚できません。大人がまずこうしたサインに気づいてあげることが大切です。

"意外な"症状であらわれる

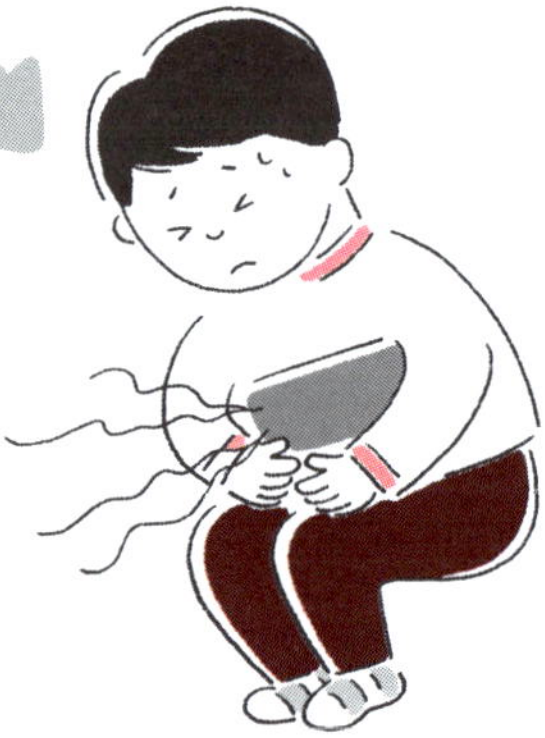

SOS

身体的な病気
として

頭痛や腹痛などの不定愁訴としてあらわれる。
➡ P10

親から見ると

一体、なにが起きているの？

子どもが葛藤や不安、抑うつを抱えていても、ダイレクトに表現されない。親は「これまで元気にやってきたのに、どうしたんだろう」と狼狽。背景にある問題も不明瞭なので、どうすればいいのかわからなくなることが多い。

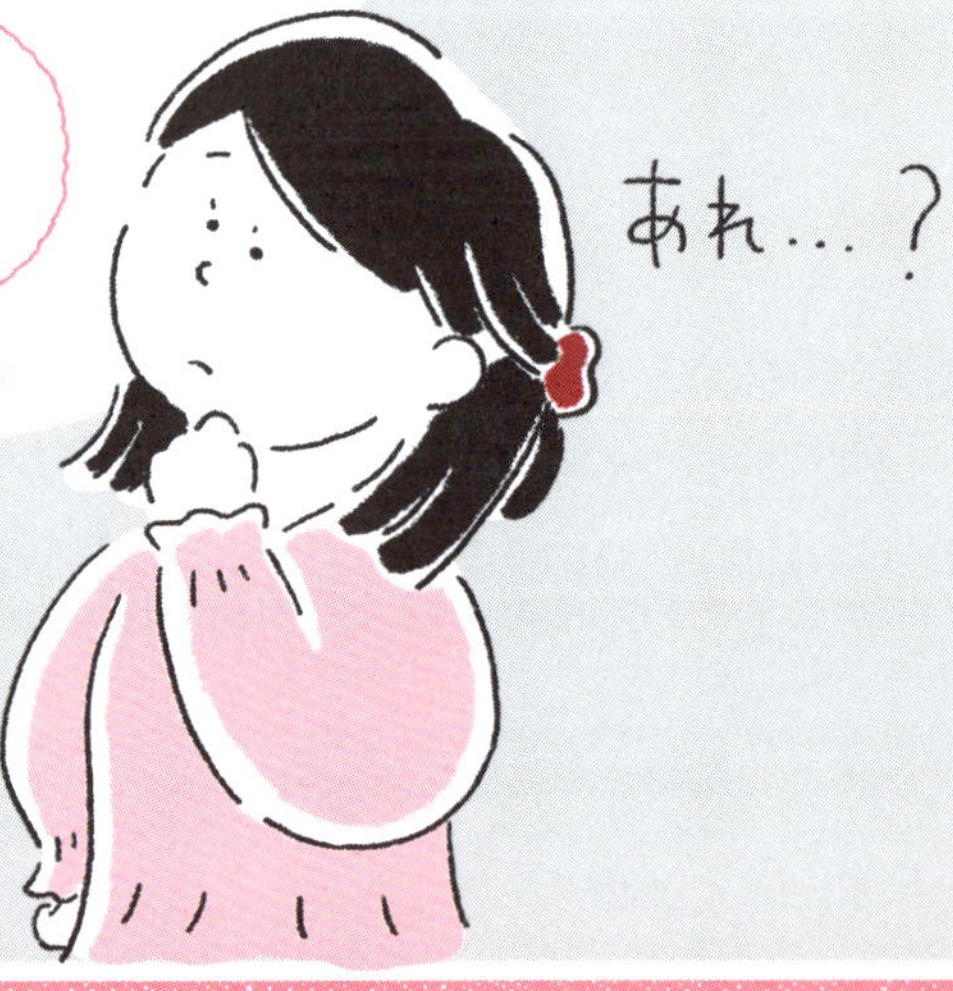

自分を客観的に捉えられないため、心のなかの葛藤を正確に認識できない。言語化能力も低く、他人に心の内を伝えられない。あらわれている症状や言動が不安や抑うつ、ストレスに由来すると自覚できない子も多い。

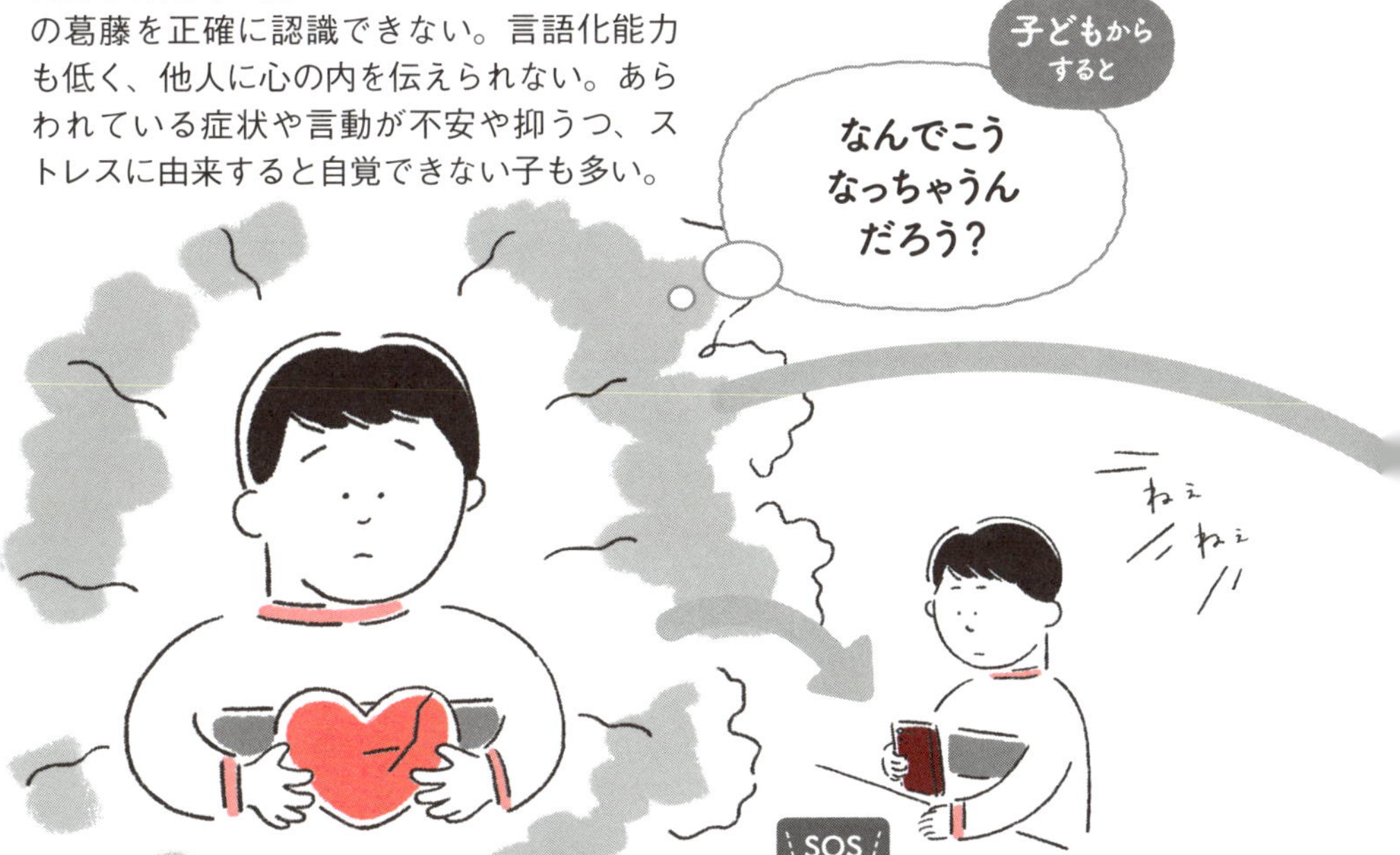
子どもからすると
なんでこう
なっちゃうん
だろう?
ねえ
ねえ

SOS

運動機能の障害として

歩けない、聞こえないなど、運動機能に問題が生じるが、検査しても問題が見つからない。➡ P13

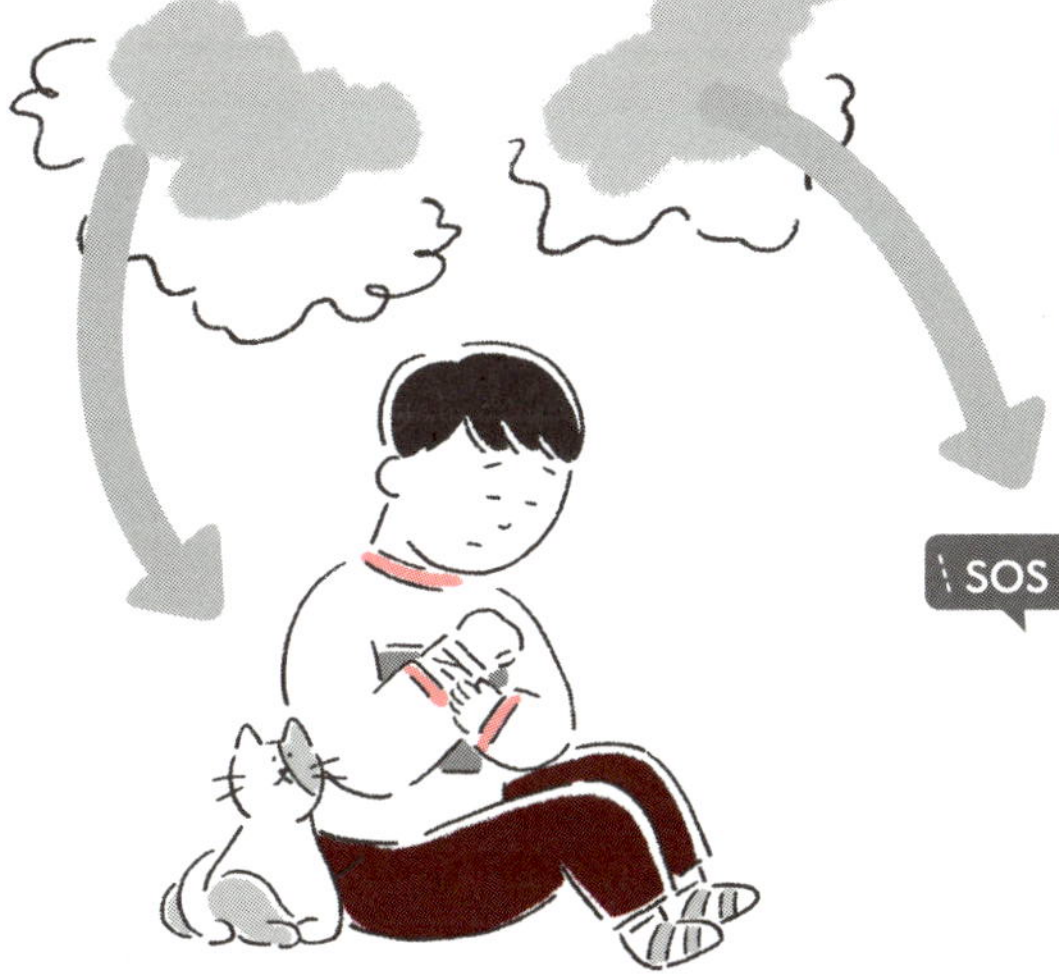

SOS

攻撃的な言動として

不安や抑うつがイライラとなりあらわれやすい。反社会的行動を起こしたりすることも。➡ P14

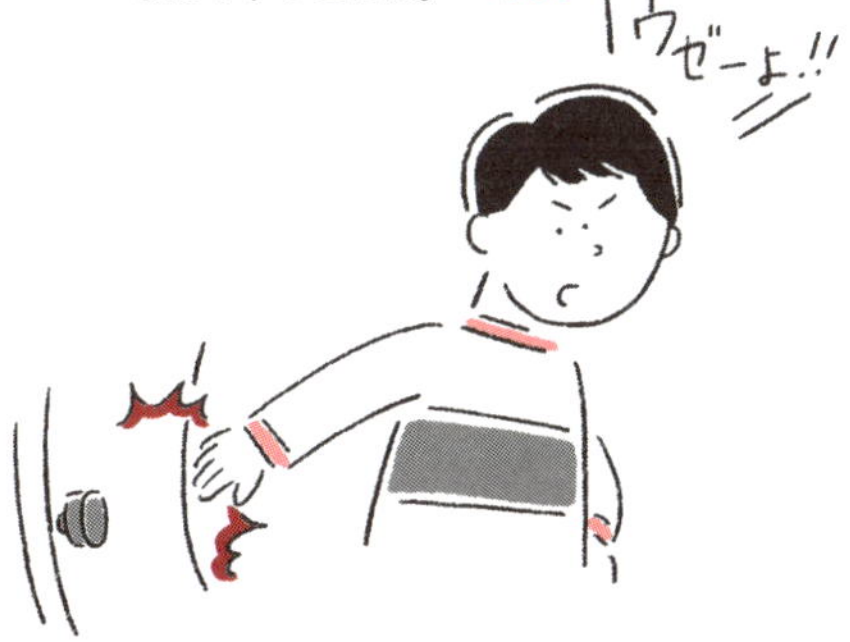
ウゼーよ!!

SOS

自分を傷つける行動として

リストカットや薬物摂取、自殺企図など命に危険が及ぶような行動としてあらわれる。➡ P16

身体症状症　仮病ではなく、病気の症状としてあらわれる

長期的なストレスにさらされることで、体の痛みやしびれ、吐き気などの症状が出ては消え、長期間くり返して慢性化します。身体が障害されているわけではないため、仮病を疑われることも珍しくありません。自律神経系とホルモンの相互作用と心理的要因が複雑に絡み合って起きる症状です。症状を抑えるための適切な治療と、原因となるストレスの管理が必要です。小児科で治らない場合、児童精神科を勧められることがあります。

＼こんな病名がつくことも／

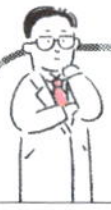

過敏性腸症候群（IBS）

腹痛や便通異常が長期間続き、下痢型、便秘型、交代型に分類。腸にとくに異常がないのに症状が出る。ストレスや腸内細菌叢の変化などが関係する。男性は下痢型、女性は便秘型が多い。

吐き気・嘔吐

自律神経の乱れにより胃腸の働きが不規則に。食事の前後に起こりやすい。

腹痛

腹部の緊張、腸の過敏は運動に反応して起こる。起床時や登校時に訴えやすい。

下痢、便秘

ストレスにより腸の運動リズムが乱れることで下痢や便秘が起こる。IBSの症状としてあらわれることも。

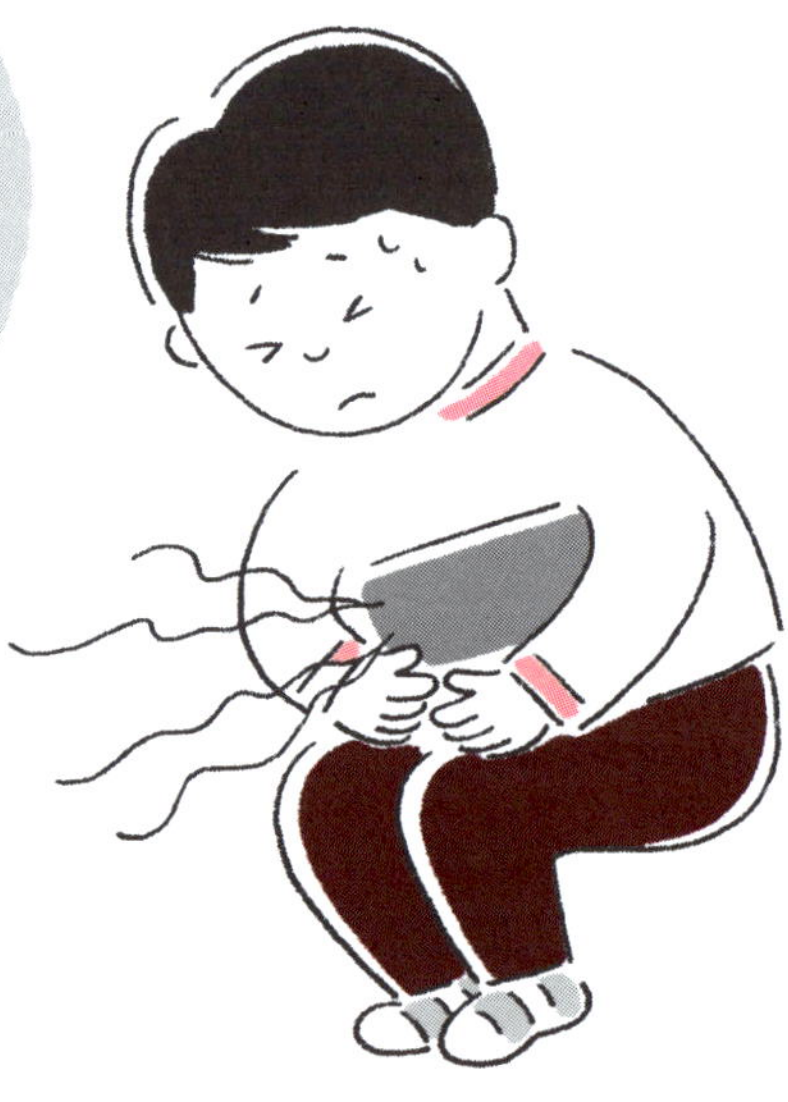

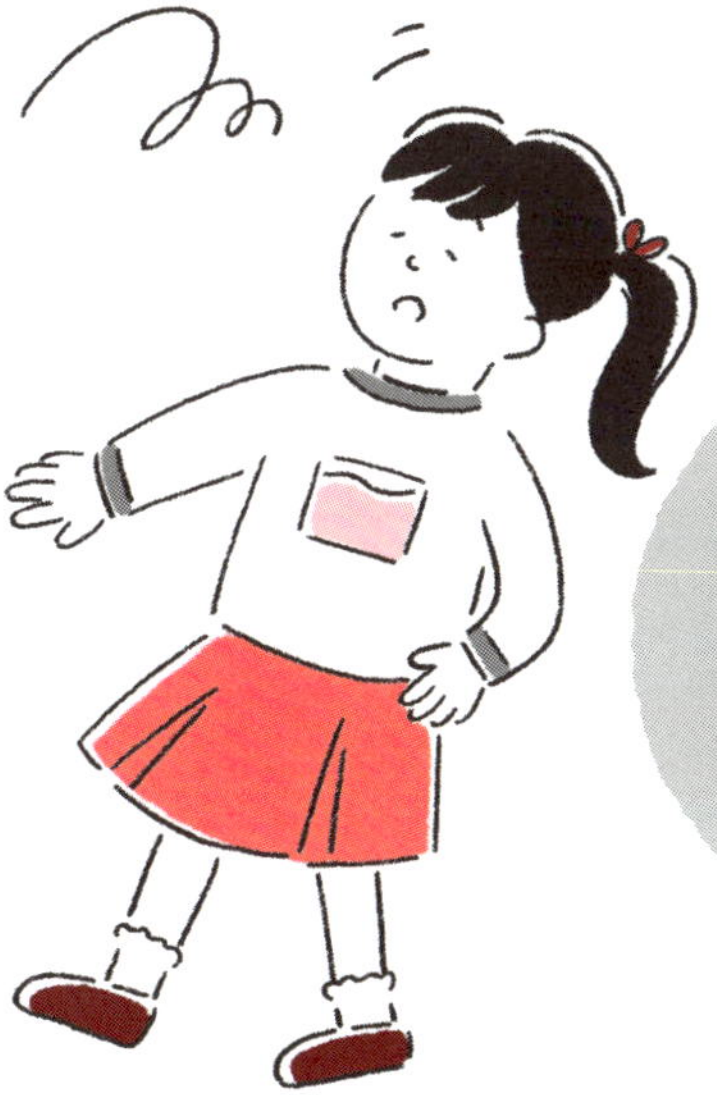

□

立ちくらみ

急に立ち上がったときなどに視界が暗くなり、ふらついてしまう。低血圧などが原因となることもある。

□

めまい

回転性のめまいや浮動感としてあらわれる。緊張や自律神経の乱れが原因となることも。

□

頭痛

頭部の筋肉の緊張により起こる緊張型頭痛がポピュラー。集中力の低下や学業への支障をきたす。

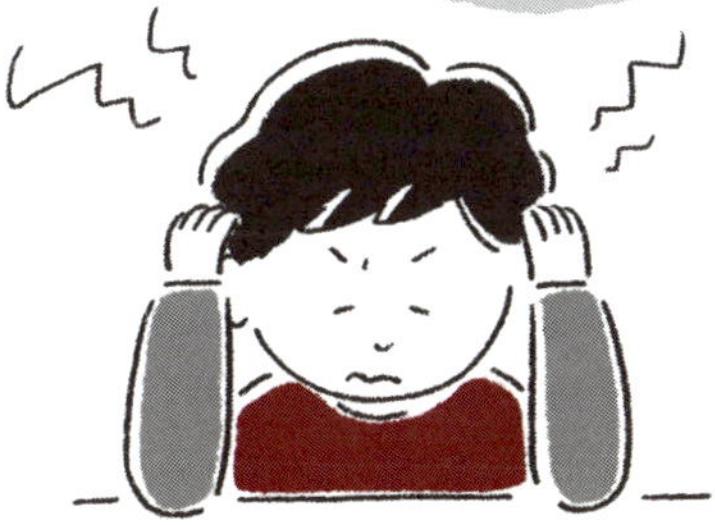

＼こんな病名がつくことも／

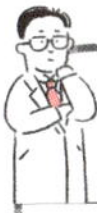

起立性調節障害（OD）

自律神経失調による疾患で、立ち上がった際に血圧が急激に低下し、めまいや立ちくらみ、失神などの症状が出る。午前中に症状が強く出るため、不登校の原因にも。小児科で、寝ているときと立ち上がったときの血圧の変化などを調べる新起立試験を行う。

女子の場合は月経によるトラブルも考慮する

思春期は月経が始まる時期でもあり、ホルモンの状態も不安定です。月経前症候群（PMS）、月経痛、不規則な月経などの症状が、不安や抑うつを引き起こす要因となります。

なかでもPMSは、イライラや不安、抑うつなどの精神的な症状と疲労感、乳房痛、腹部膨満感などの身体症状を同時に引き起こします。月経前に起こることから、月経との因果関係に気づけない人も。親御さんは注意して観察してください。

やせていく

食欲不振が続くと体重が減少する。低身長などの問題も。栄養不足は、発達に悪影響を及ぼすため危険。

食欲がない

抑うつや不安によるストレスから、食欲が低下する。摂食症を起こしている恐れも。

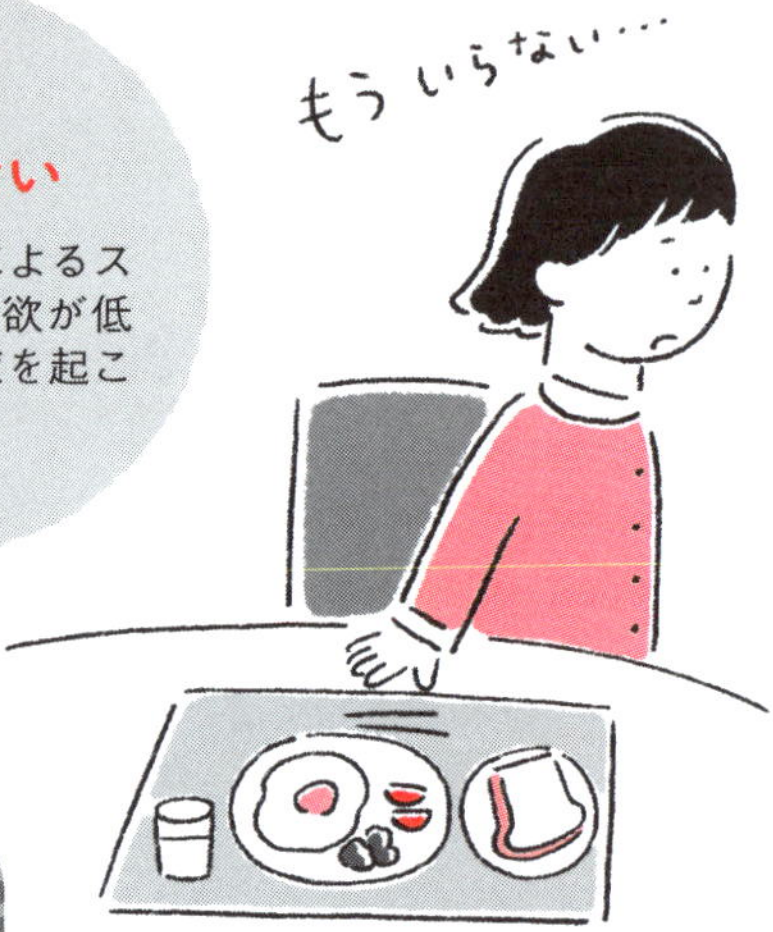

＼こんな病名がつくことも／

摂食症

必要な食事をとらない、食欲をコントロールできずに過食するなど。思春期にとくに多い。ダイエットや日常の不安感などささいなできごとから食べなくなり、体重減少、低身長など。次第に食べたいのに食べられなくなる。命の危険も。

だるさ

抑うつにより、倦怠感やだるさを感じやすい。意欲の低下や活動量の減少で身体が重く感じられることも。

早朝に目が覚める

通常の起床時間よりも早く目が覚めてしまう。再び眠ることができず、疲労感が強くなる。

眠れない

不安や抑うつによる典型的な症状。寝つきがわるくなったり、夜中に何度も目が覚めたりする。

発熱

自律神経の乱れや免疫機能の低下により体温調節に影響を与えることがある。

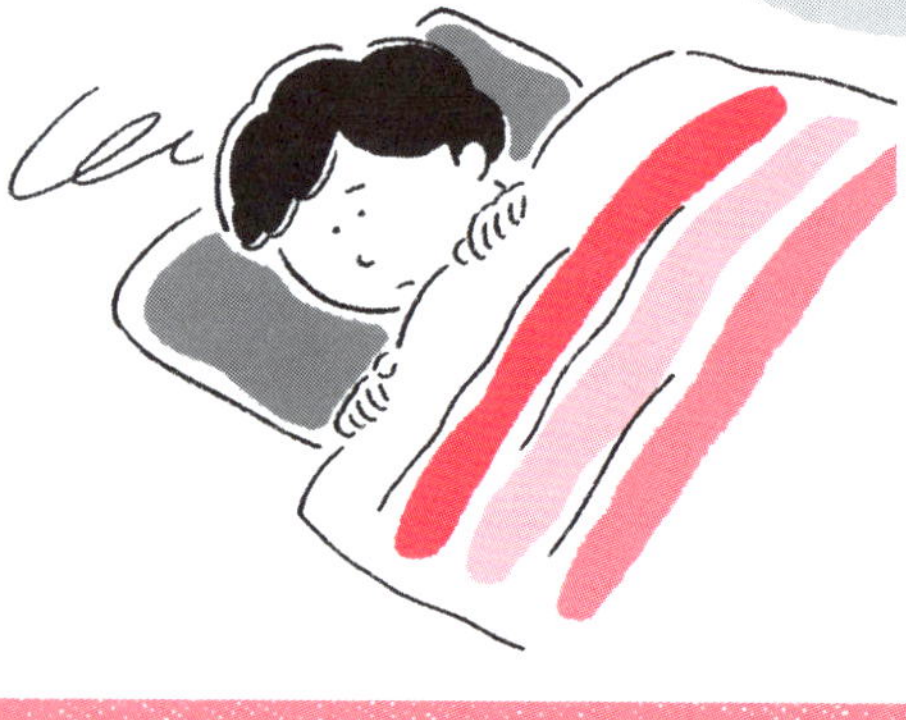

＼こんな病名がつくことも／

睡眠相後退《すいみんそうこうたい》症候群（DSPS）

思春期の睡眠障害で、深夜になっても寝つけず、朝起きられなくなる夜型の生活リズムをつくり出す障害。ホルモンバランスが変化し、生体リズムを調整するメラトニンの分泌のタイミングが遅れることが原因。規則正しい生活リズムの確立が重要。

変換症　葛藤が運動機能に障害としてあらわれる

「変換症」とは、身体はどこもわるくないのに、ストレスや葛藤が原因で知覚・感覚や運動機能に問題が生じる病気です。心の葛藤が脳内で身体症状に転換されて発症すると考えられています。おもな症状は身体麻痺《まひ》や痙《けい》攣《れん》発作、視覚・聴覚障害や歩行障害など。治療には周囲の理解や適切な対応が欠かせません。心理療法や理学療法のほか、薬物療法が用いられることもあります。本人がストレス対処法を学ぶことも大切です。

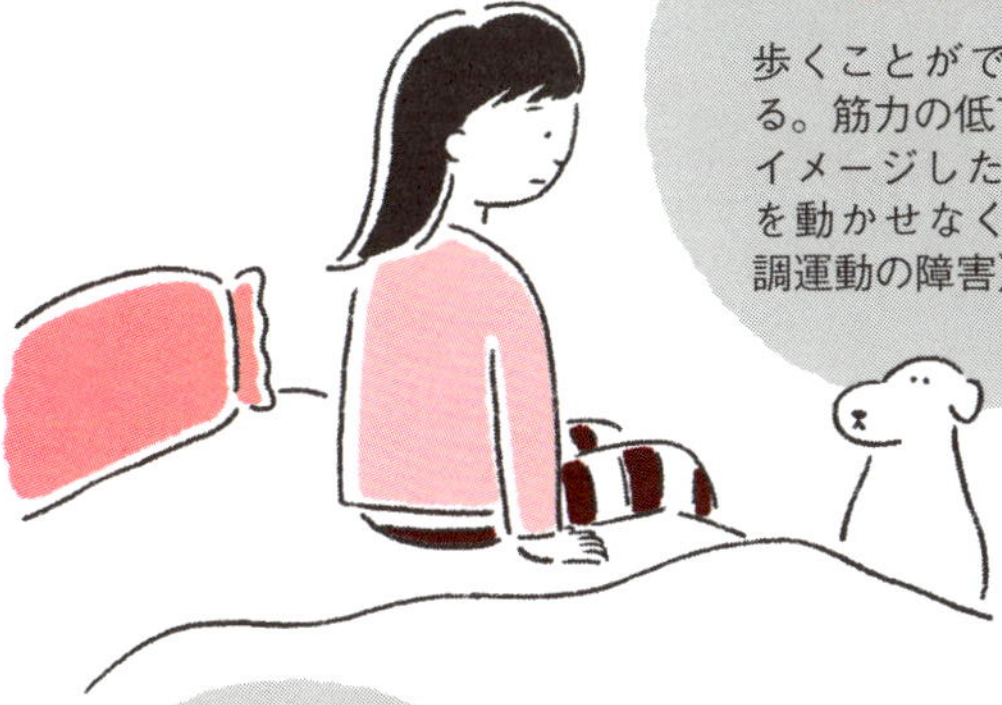

歩けない

歩くことができなくなる。筋力の低下や麻痺、イメージした通りに足を動かせなくなる（協調運動の障害）。

立てない

立ち上がることができなくなる。適度に力を入れて、全身を支えることができない。

聞こえない

片耳または両耳の聴力を失う。聴力検査では異常が見つからないことが多い。

声が出ない

声を出す機能には異常はないが、声を出すことができなくなる。

見えない

突然、視力が低下する。まったく見えなくなることもある。

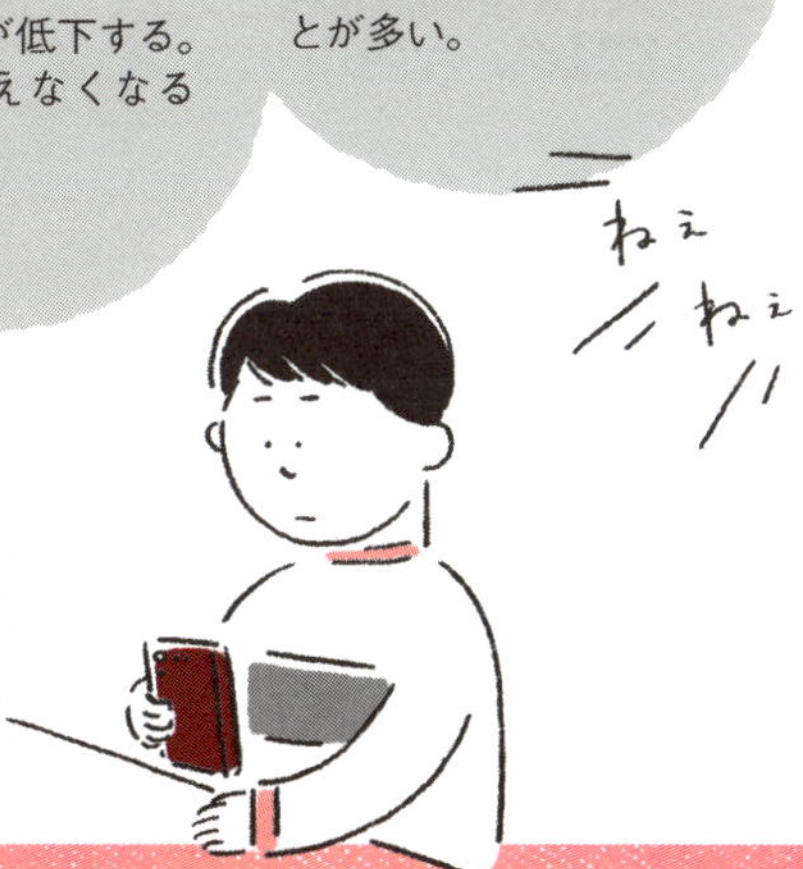

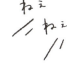

＼こんな病名がつくことも／

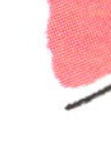

場面緘黙《かんもく》

不安症と関連があり、精神的な問題から起こる症状。特定の社会的状況下で話すことができなくなる。学校や公共の場では話せないが、家庭では普通に話すことができるケースが多い。

攻撃的行動　不安やイライラが攻撃的な行動になる

　抑うつ気分がイライラや焦燥感として表に出てくることがあります。自分の情動をうまく言葉になおせず、衝動的ににらんだり、ものに当たったりしてしまいます。アメリカ精神医学会の診断基準でも、子どもに限り「イライラや焦燥感」を「抑うつ気分」のひとつとして考えています。

　また、パニック症状が起きるケースでは、背景に自閉スペクトラム症やADHDといった発達のでこぼこがある可能性もあります。

【間接的攻撃】

直接他人に暴力をふるったりしないが、にらむ、ものに当たるなどの形で攻撃の意思を表現する。

- **にらむ**　威圧的な態度で見続けたり、相手をキッとにらんだりする。

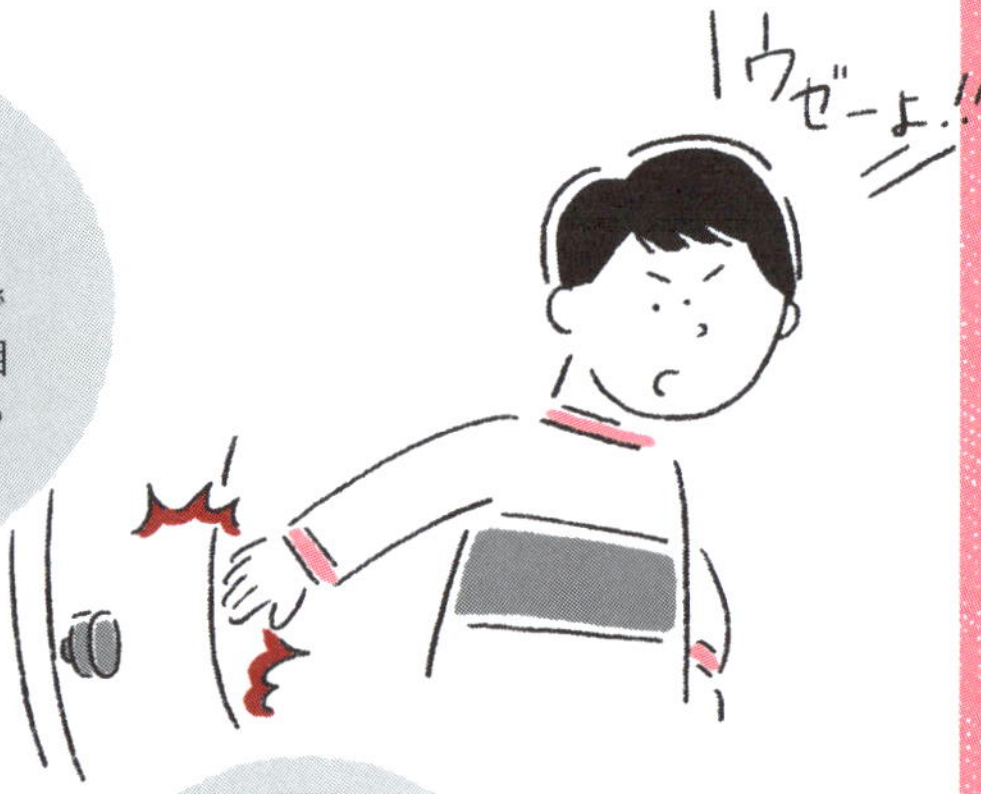

- **ものに当たる**　大きな音を立ててドアを閉めたり、机にものを投げるように置いたりする。
- **無視する**　働きかけられても知らんぷりする。冷たい態度で相手を傷つける。
- **怒鳴る**　大声を上げ、怒りを表現する。
- **暴言を吐く**　わざと相手を傷つけるような言葉を吐く。

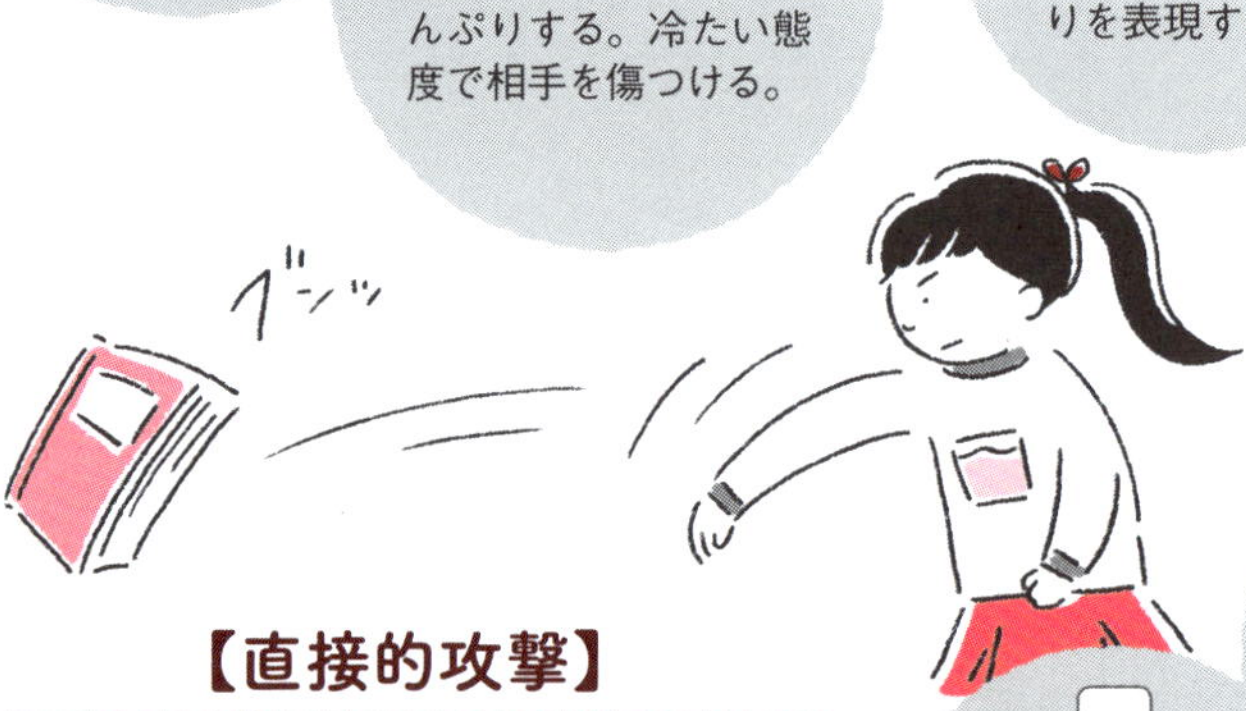

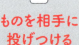

【直接的攻撃】

相手を直接的に攻撃する。攻撃性を隠そうとしないため、周囲にもわかりやすい。

- **ものを相手に投げつける**　ものを使って相手を物理的に攻撃する。
- **殴る・ける**　身体的な暴力をふるう。

【パニック症状】

強烈な不安や恐怖に襲われた状態。攻撃的な行動とセットであらわれることがある。

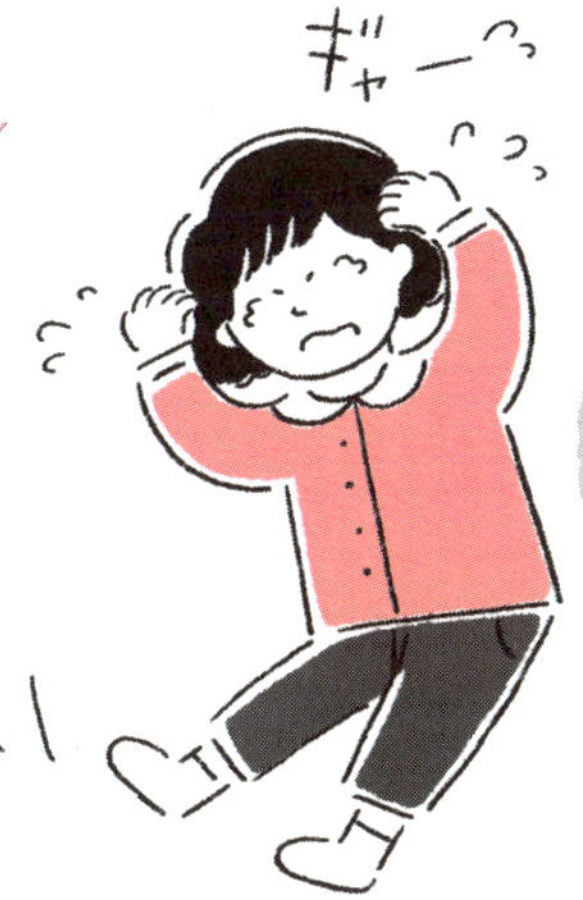

□ **泣きわめく**

恐怖や不安が強まることで、泣きわめいてしまう。

□ **考えられなくなる**

冷静さを失うため「頭がまっしろになった」などと言うことも。

【反社会的行動】

思春期には不安やストレスの発散の手段として反社会的行動を起こすことが多い。

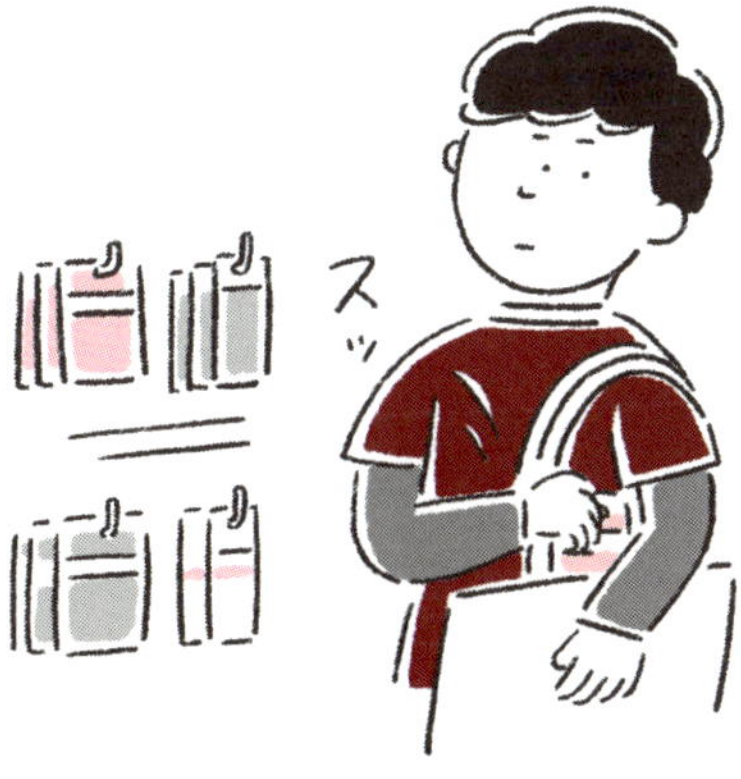

□ **ナイフを持ち歩く**

違法行為だと認識しつつ、持ち歩く。不安や恐怖のあらわれ。

□ **脅しや恐喝**

威圧的な態度を見せ、弱い相手を攻撃。本人の自尊感情の低さが隠れていることも。

□ **家出する**

家庭内や学校の問題からの逃避。親との葛藤の表現として行う子も。

□ **万引き**

スリルや興奮を求める。仲間と同調するために行うことも。さまざまな要因がある。

過去に暴力被害があるほど攻撃性は高まる

　過去の暴力被害は、子どもの将来的な攻撃性や暴力行為に大きく影響します。

　小児期に身体的虐待や家族間の暴力があると、思春期や青年期において攻撃性が高くなります。

　また、家庭内で暴力にさらされている、過去に身体的いじめや、ネットでいじめを受けている経験が、思春期になったとき、交際相手に対する暴力行為の危険因子となることがわかっています。

自傷行為　ストレスから逃れる手段として傷つける

強いストレスから、リストカットや火傷、薬の多量服用などの自傷行為に及ぶことがあります。頭を壁に打ちつけたり、自分の指をかんだりするのも自傷のひとつ。自傷行為とは、心の痛みを身体の痛みに置き換え、感情を麻痺させ、苦しみから逃れようとする行為です。ストレスへの対処法がなく、自分のつらさもうまく伝えられないときに、自分に罰を与えたいという自罰的な心理が重なると、こうした行動をとりがちです。

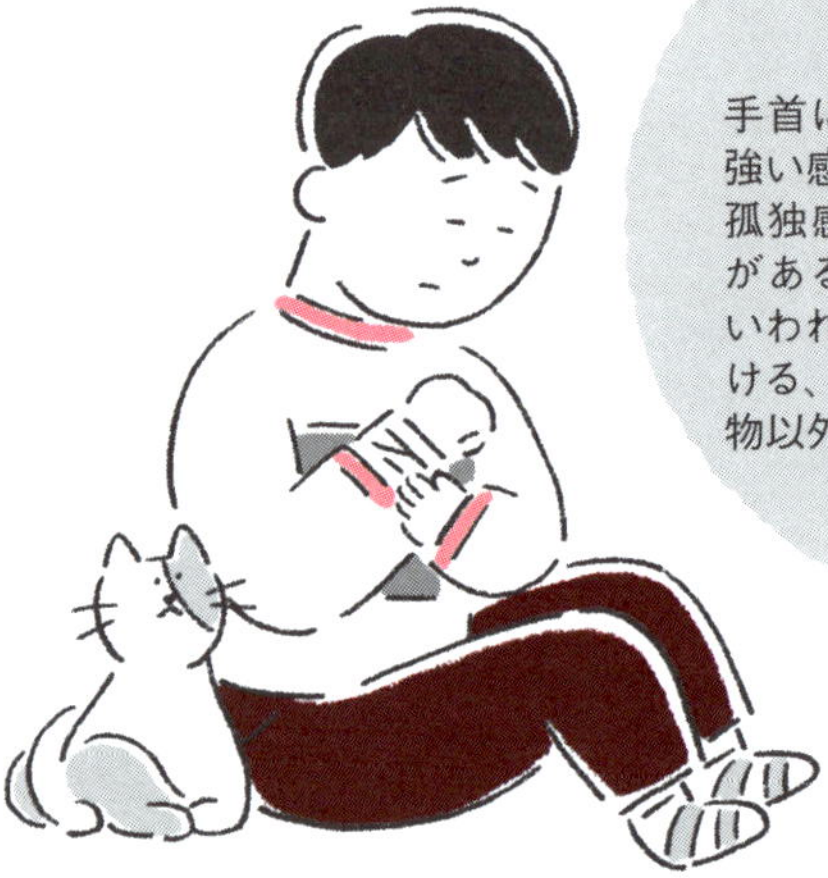

リストカット

手首に刃物を当て、ストレスや強い感情を物理的な痛みで表現。孤独感や無力感、自己嫌悪などがあると自罰的な意味があるといわれる。ほかにタバコを押し付ける、ピアスの穴をあけるなど刃物以外で自分を傷つけることも。

多量服薬

医薬品を本来の目的外に多量に摂取する（オーバードーズ）。絶望感や逃避願望が強く、対処しきれない問題に直面したときに起こしやすい。

髪の毛を抜く

自分の髪の毛やまつ毛、まゆ毛などを無意識のうちに引っ張って抜いてしまう。とくに女子に見られる。

＼こんな病名がつくことも／

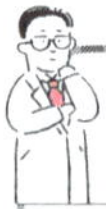

抜毛症

ストレスや不安を感じたときに、自分の髪の毛などを抜くことでそれらを解消しようとする。抜くことで気持ちがやわらぎくり返してしまう行動障害のひとつ。

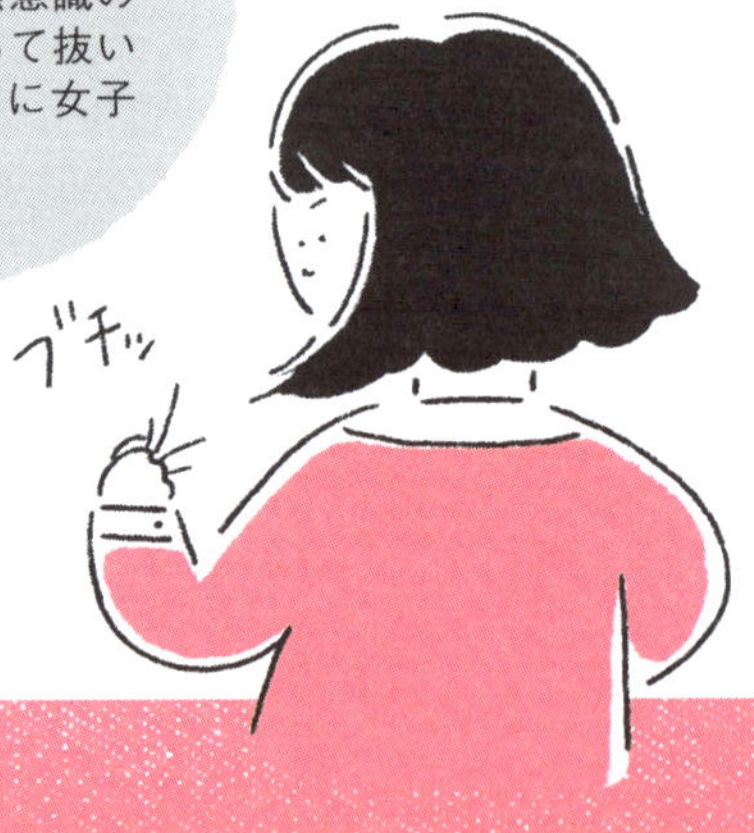

「不安」とは言わない、子どもたちの訴えの実際

自分で自分の感情や思考を客観的に捉えられるようになるのは、12 歳以降だといわれます。発達段階は、人によって異なりますので、もっと時間がかかる子もいます。それゆえ思春期に不安やストレスがあっても、それを認識できず、言葉にして人に伝えることが難しいのです。

疲れた、だるい、むかつくなどの投げやりな言葉が増えてきたら、その裏に不安や恐れ、抑うつがある可能性が高いのです。

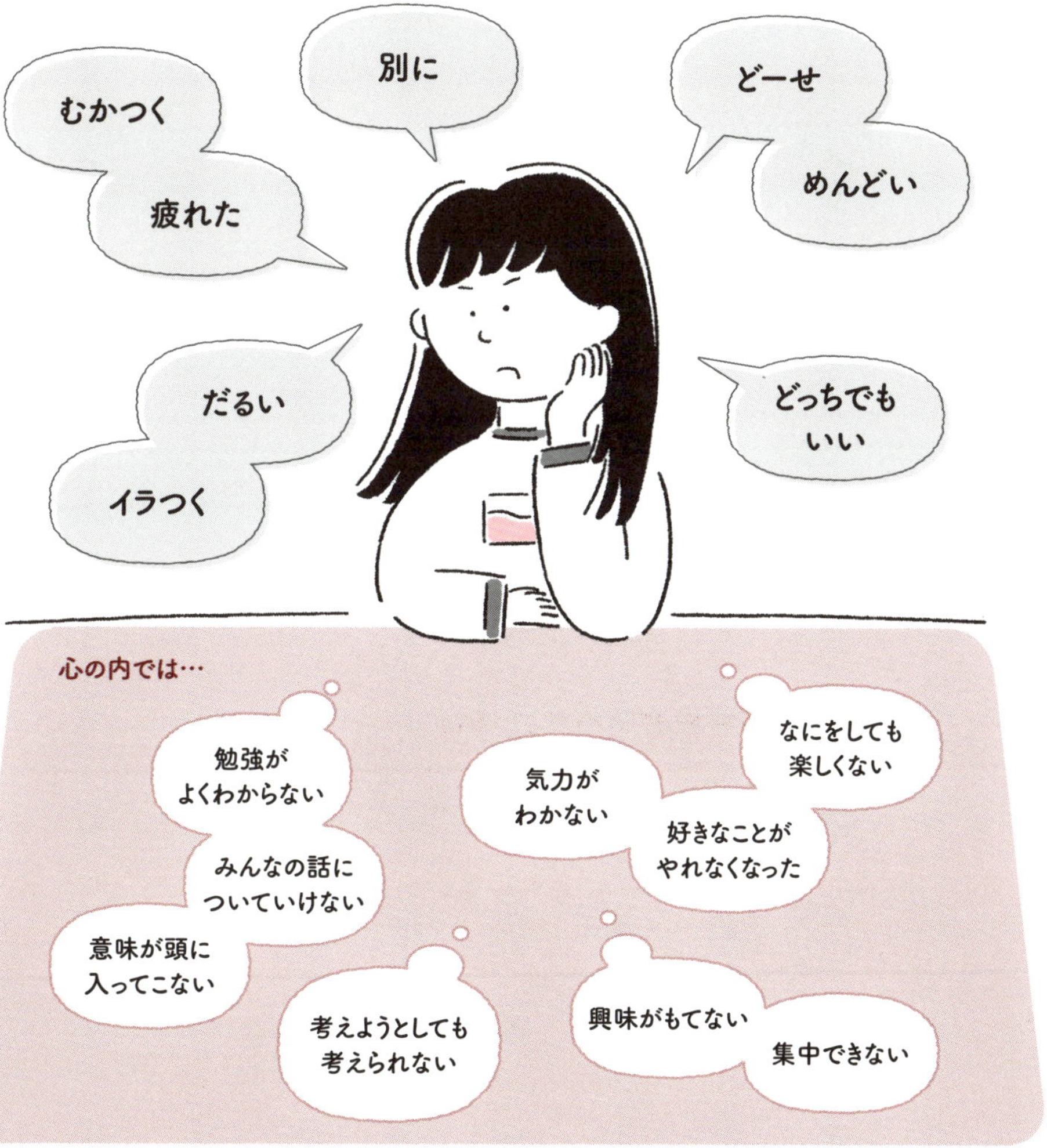
むかつく
疲れた
別に
どーせ
めんどい
だるい
イラつく
どっちでも
いい
心の内では…
勉強が
よくわからない
みんなの話に
ついていけない
意味が頭に
入ってこない
考えようとしても
考えられない
気力が
わかない
なにをしても
楽しくない
好きなことが
やれなくなった
興味がもてない
集中できない

思春期の抑うつ・不安❶

10代の問題の根底に うつ病未満の抑うつがある

お子さんにつき添い児童精神科を訪れた多くの親御さんは、戸惑った様子を見せることがあります。思春期は誰もが経験するものですが、時代の変化とともに子どもの心の問題も変化しているからでしょう。

持続的な抑うつが増えている

思春期は精神的に不安定になりやすく、昔から子どもに抑うつが見られることはありました。けれども10代の抑うつは、一過性の症状とされてきました。ところが最近のデータは、10代の子にも成人と同じような持続的な抑うつも増えていることを示しています。

「世界子供白書２０２１」によると、10代の若者の13%以上が心の病気と診断されており、その４割が不安や抑うつです。また、日本では小学生の約12%、中学生の約15%が抑うつを示しているという報告があります。その多くは持続的に抑うつ状態にあり「生きていることは楽しい

小中高生の自殺者数の年次推移

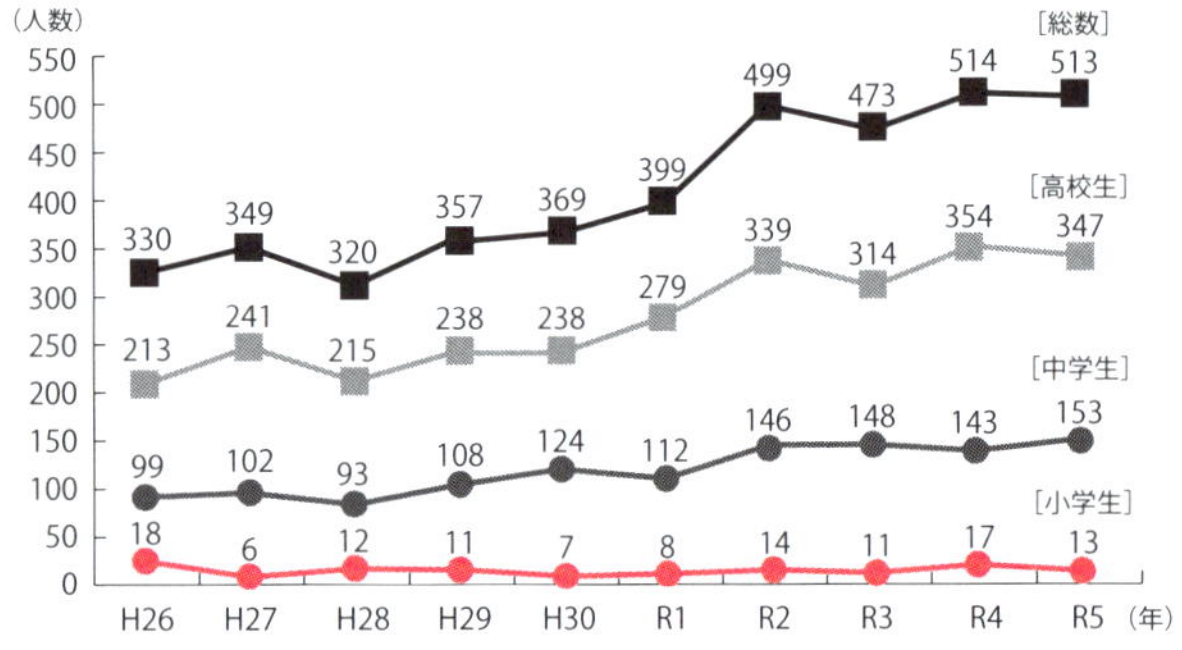

https://www.npa.go.jp/safetylife/seianki/jisatsu/R06/R5jisatsunojoukyou.pdf 厚生労働省・警察庁「令和５年中における自殺の状況」

と思わない」という答えが多く見られたといいます。

令和5年版（2023年版）の自殺対策白書（厚生労働省）によれば、日本は先進7か国のなかで10～19歳の死因の1位が自殺だという報告もあります（他国は事故が1位）。

成長を急かされる社会では抑うつを感じやすい

思春期のうつ病増加の背景には、国際的な精神医学の診断基準DSM（アメリカ精神医学会）で、うつ病に該当する範囲が広がっているという要因もありますが、現代の社会的変化も見逃すことはできません。

成人のうつ病では「自分の帰属する社会で責任をまっとうしなくてはいけない」という精神的負担が要因として挙げられます。かつては子どもがこうした負担を感じることはあまりありませんでした。

ところが現代では、少子化や情報化といった社会変化により、子どもたちは早い段階から競争にさらされ、成功や成長を求められるようになりました。子どもの発達スピードは、個々に異なります。本来なら周囲の大人が、一人ひとりの成長を見守り、社会に送り出してあげなければなりません。

しかし学校は、集団生活のなかで横並びであることを求め、社会全体

自殺者数の前年差

	令和4年	令和5年	前年差
小中高生	514人	513人	-1
小学生	17人	13人	-4
中学生	143人	153人	10
高校生	354人	347人	-7

平成28年からは増加傾向。令和3年は減少したものの、翌年は令和元年以前よりも多い。なかでも令和4年と5年を比較すると、中学生の増加が目立つ。

出典：警察庁自殺統計原票データより厚生労働省作成

としては本人のスピードを無視して成長を急かします。子どもが混乱や葛藤を抱え、精神的負担を感じやすくなるのも無理はありません。

さらに、いじめや虐待（肉体的な暴力だけでなくネグレクトや両親の不和、過剰な教育の要求なども含む）などが加われば、状況は悪化します。発達途上の脳に長期的にダメージが加わり、ストレス反応を起こし、感情コントロールや記憶、学習が困難な状態になることもあります。

深刻化した問題の最後にうつ病の症状があらわれる

ただ、実際の医療現場で「うつ病」と診断するケースが多いかというと、そうでもありません。精神疾患を診断するとき、前述したＤＳＭなどの国際的な診断基準に照らし合わせますが、うつ病と診断するには、２週間以上持続的に抑うつ状態が継続しているかどうかが問われます。子どもの場合、その間に別の問題が起こることが多いのです。

食事がとれなくなり、体重が減っていれば摂食症の診断が、四六時中ネットやゲームをやり続けていればゲーム依存の診断が優先的に検討されます。また、さまざまな症状があらわれたのちに、不眠や食欲低下、やる気が出ない、起き上がれないといった「うつ病特有の症状」が顕在化するケースもあります。

うつ病で起こりやすい症状

レッドサイン		イエローサイン	初期のサイン
□注意散漫な様子 （集中力・思考力が低下） □なにかを決めることができない □暗い表情で口数が少ない □食欲がない、食事を残す	□体重が減っている □吐き気、嘔吐 □おなかが痛いと訴える □下痢や便秘が起こる □泣いている □ふさぎ込んで部屋から出てこない	□睡眠のトラブルが生じている ・夜もずっと起きている ・夜中に何度も起きている □家にいるときはずっと寝ている □学校を休みがち	□体がだるくて起き上がれない □好きだったことをしなくなる □意欲、気力がわかない □感情の動きがあまりない

不安・抑うつの背後にある問題とあらわれる問題

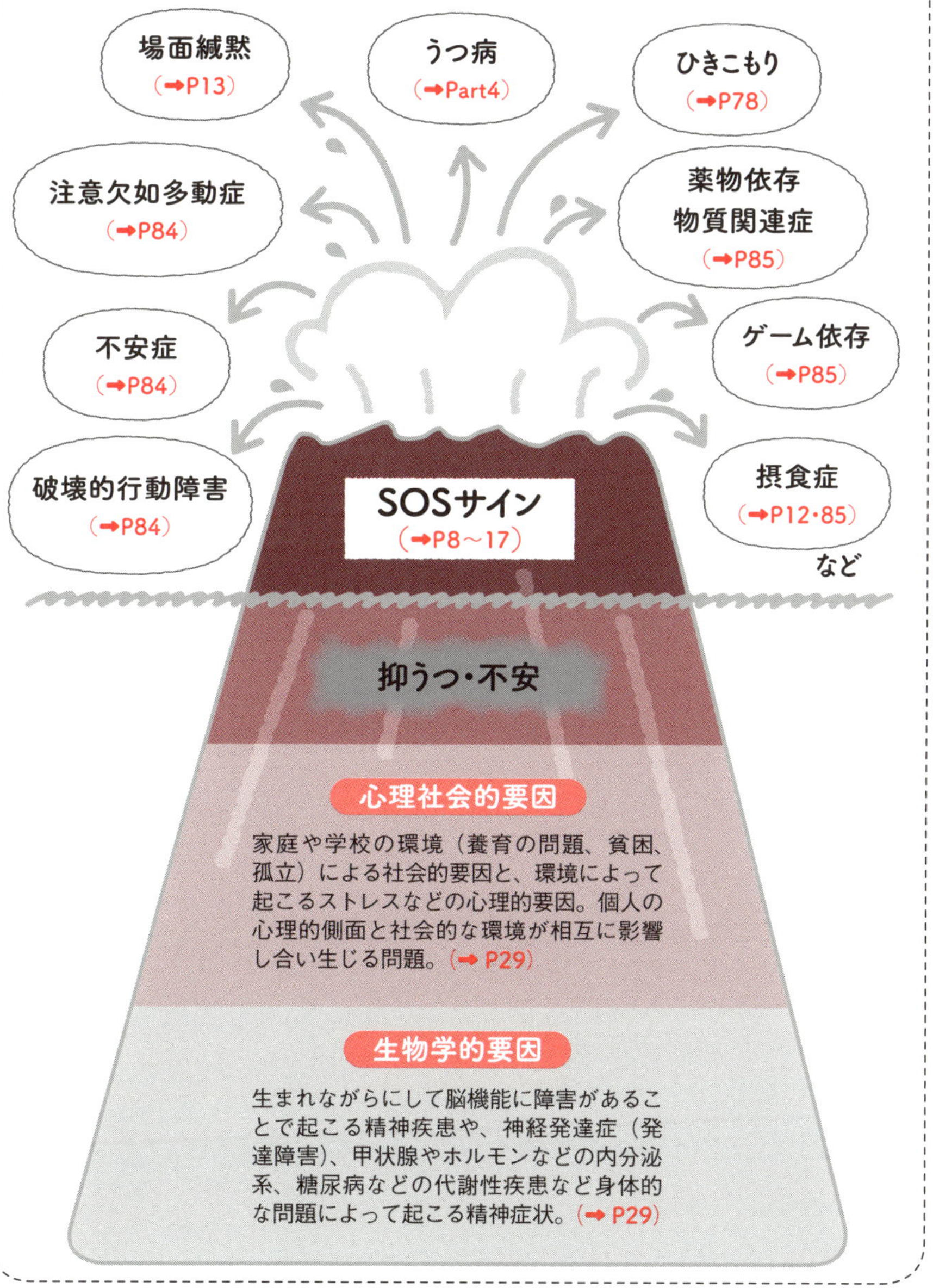

思春期の抑うつ・不安❷

親御さんにも本人にも理由がわからないことが多い

抑うつや不安で受診する子たちは、あまり自分からしゃべろうとしません。質問にうなずくだけで、ほとんど口を開かない子もいます。

診察時にしゃべらない子もいる

診察室で子どもがしゃべろうとしない理由はいろいろ考えられます。たとえば、自分ではとくに困りごとを感じておらず「なぜここに来なくてはいけないのか」納得していない場合です。親に無理やり連れてこられたという子もいます。親とのあいだに大きな葛藤を抱えていて素直になれず、反抗して口をきかない子もいます。

しゃべらない理由が反抗なら、なにかのきっかけで話し出すこともありますが、場面緘黙《かんもく》（Ｐ13）があると一切口をきいてくれないため、問診は困難です。小学生から緘黙があらわれた場合、ほとんどの子はそのままずっと学校では話ができません。学年が上がるにつれてますます状況が難しくなると、抑うつ症状があらわれる子もいます。

また自閉スペクトラム症など、神経発達症（発達障害）の特性があると自分のことを客観的に捉えることが難しく、生活に支障がないか、不安やつらさがないかを尋ねても「大丈夫」しか答えない場合もあります。

ストレスという言葉では認識していない子もいる

年齢や発達の状況によっては理解力や言語化力に乏しい子もいます。たとえば、不快なことがあったとき、自分の感情がどのように変化したのか、それが身体にどんな影響を与えたかなど、自分自身で捉えることができません。このため、自分の感覚や感情を、他人にうまく伝えることもできないのです。「イライラした？」「いやなことがあったかな」と尋ねるとうなずきますが、それが自分にとって精神的な負担になった「ストレスの原因」とは認識できません。

ストレスという言葉を使わず、まずは「心と身体はつながっているもの」ということから説明します。身体的な苦痛で精神的症状が出ることもあり、精神的な苦痛で身体的症状が出ることもあるということを説明し、あらわれている症状のおもな原因が身体と心どちらにあるのかを探っていきます。

話さないときは「クローズドクエスチョン」

診察時に子どもが話したがらない場合、どんなことがあったのか、なにがつらいのかを自由に話してもらうことはできません。こちらが質問を立て「イエスかノーかで答えてもらう形式をとります（クローズドクエスチョン）。

そこで答えてもらった内容をくり返し、話をまとめていきます。本人の表情を見ながら、少しずつ言葉を補足し、相違がないかを確認しながら話を聞きます。

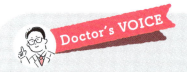

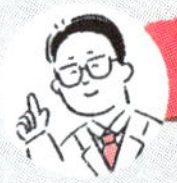

Doctor's VOICE

大人同様に扱い
尊重の姿勢を見せる

児童精神科では、保護者が同伴する

児童精神科は基本的に15歳まで（医療機関によっては18歳前後までみることもある）が対象です。保護者同伴が原則なので、保護者とお子さんが一緒に訪れ、同室してもらい話をうかがいます。

つき添いは、東邦大学大森病院では、母親が約8割、父親が約1割、両親が約1割といった印象です。

「尊重された」という感覚をもたせる

お子さんへの問いに対して保護者が間髪を入れず代弁しようとすることもあります。その場合、保護者の話を聞いたうえで、お子さんに「自分でもお話ししてみませんか？」と、尋ねます。

本人がいやがれば無理強いしませんが、たいていは同意してくれます。

保護者が退室して本人だけが診察室に残ると、自分の言葉で話してくれることが多いものです。とくに目新しい情報がなくても、医師が本人と向き合う姿勢を示すと「存在を尊重された」と感じてもらえます。

思春期の後半になると、子どもは親と違う視点や考えをもっていることが多く、「親とは別に話をしたい」と本人から希望してくることもあります。

ときには保護者が本人の前で態度や欠点を強い口調で非難することもあります。あまりにお子さんへの影響が強い場合には、いったん話を中断し、後で個別に話してもらいます。

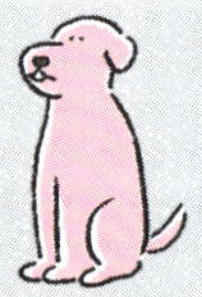

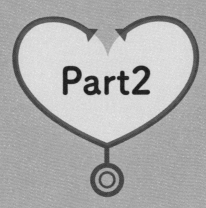

Part2

わが子の心がわからないと嘆く前に

思春期の心のメカニズムを理解する

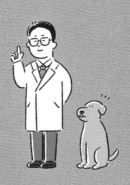

10代になると、心身の成長にともない
ホルモンの変化、
自分をとり巻く社会の変化、
人間関係の複雑化などで
精神状態が不安定になりがち。
まずは、不安や抑うつを引き起こす
心のメカニズムを理解しましょう。

思春期心性①

心身ともに変化する 10代特有の不安定な心理

子どもの心は生まれたときから一歩ずつ、段階を踏んで成長します。成長のスピードに個人差はありますが、身体や脳の発達に応じて特有の心理的・精神的傾向を示します。

思春期は親から離れ、自分をつくり上げる時期

小学校に入学するまでのあいだに、子どもは社会に出る準備を整えます。乳幼児期は親などの養育者や身近な人間関係のなかで交流しながら自己と他者の違いを認識し、他者には他者の心があることを学びます。

小学校低学年のあいだは、まだ親に大きく依存しながら成長します。学校で同年代の友だちと一緒に行動し、少しずつ社会性を獲得していきます。そして、10歳頃になると思春期が始まります。

思春期は、子どもが親から離れていく時期です。この時期に子どもは両親（とくに母親）からの分離を始め、親とは異なる一個の人間として

思春期における大脳辺縁系と前頭前野のバランスの崩れ

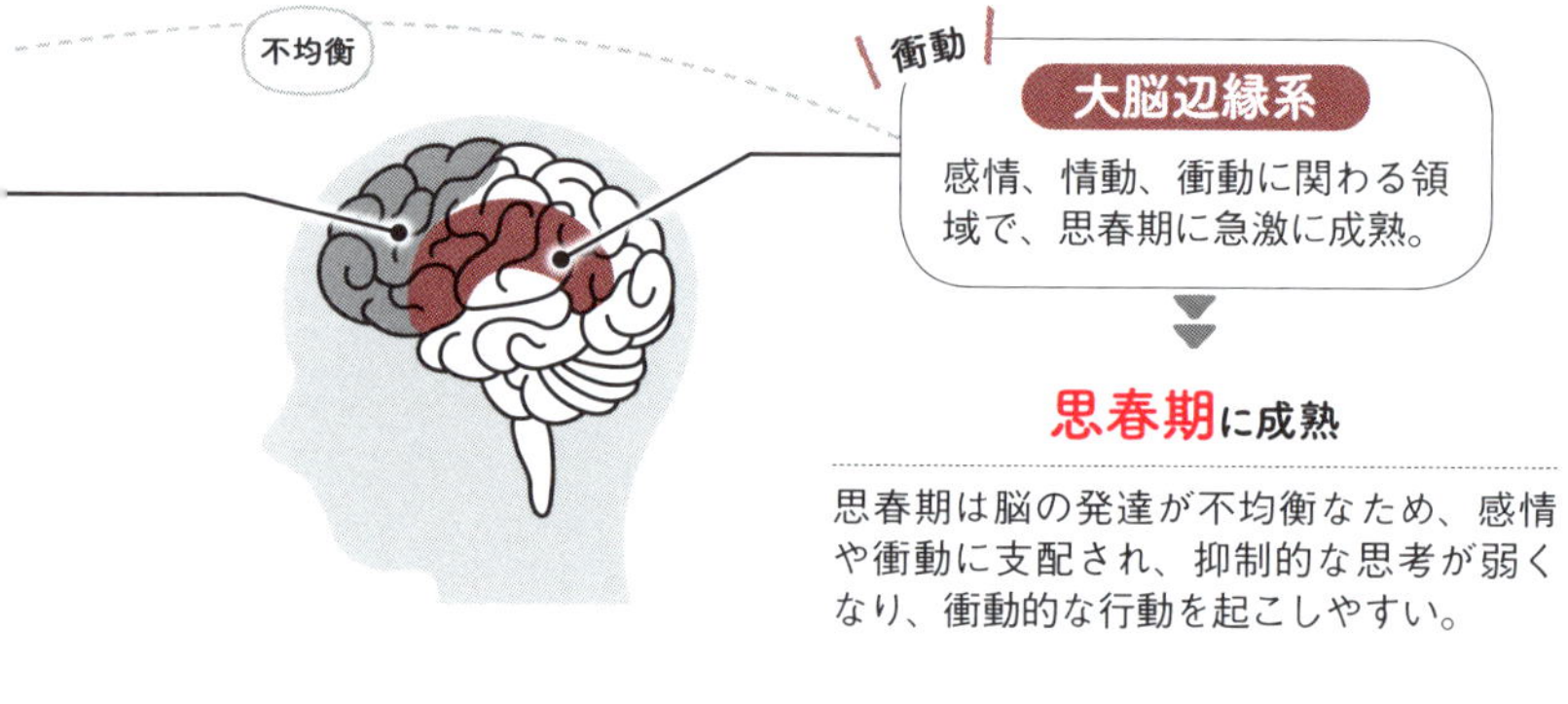

不均衡
衝動
大脳辺縁系
感情、情動、衝動に関わる領域で、思春期に急激に成熟。
思春期に成熟

思春期は脳の発達が不均衡なため、感情や衝動に支配され、抑制的な思考が弱くなり、衝動的な行動を起こしやすい。

自我を形成していきます。

思春期には心理面も著しく発達し、12歳頃から自分を俯瞰する「メタ認知」ができるようになります。自分の言動を第三者の視点から眺めて冷静にコントロールできるようになりますが、同時に他人の目が非常に気になるようになります。

ホルモンや脳機能も変化し、衝動性も高まりやすい

思春期になると第二次性徴が始まります。男性は男性ホルモン「テストステロン」、女性は女性ホルモン「エストロゲン」の急激な増加でホルモンバランスを崩しやすく、心身が不安定になります。とくにテストステロンが増加する男の子は衝動性が高まります。

さらにこの時期には脳の機能も大きく変化します。本能や感情を司る大脳辺縁系が急激に活性化する一方、それを抑制する前頭前野の発達が追いつきません。このため情動や衝動を抑えられず、問題行動を起こすこともあります。

ある調査によると、子どもの暴力や暴言などの加害行為件数は中一から中三がピークとされていますが、要因のひとつに思春期のアンバランスな脳機能があると考えられます。

【成熟レベルと発達段階】

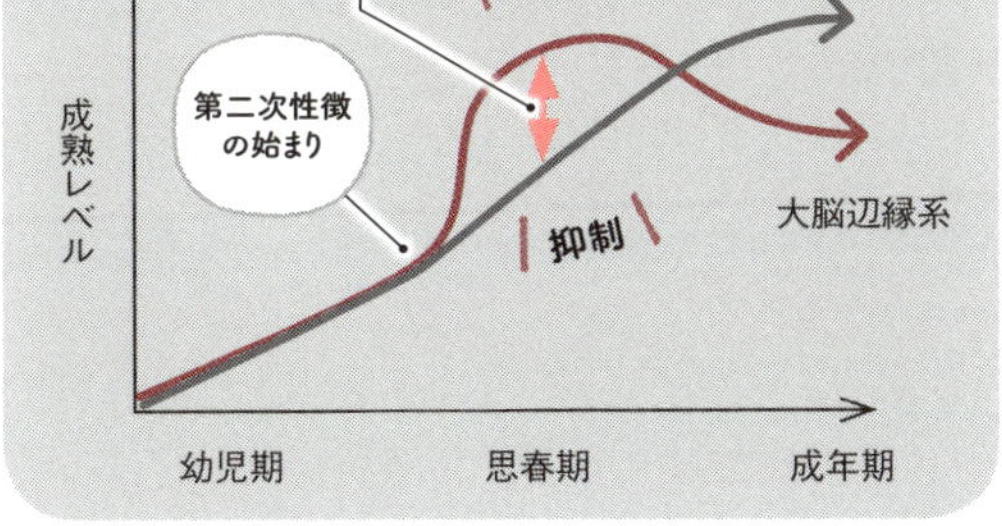

不均衡
衝動
前頭前野
第二次性徴の始まり
成熟レベル
抑制
大脳辺縁系
幼児期
思春期
成年期

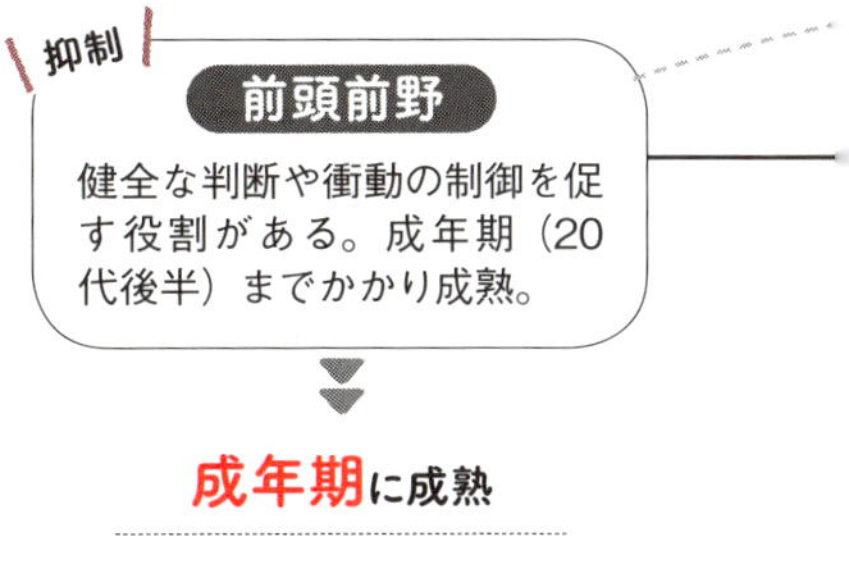

抑制
前頭前野
健全な判断や衝動の制御を促す役割がある。成年期（20代後半）までかかり成熟。
成年期に成熟

自傷行為も思春期から始まることが多い

リストカットなどの自傷行為も思春期に起きやすい問題です。初めて自傷を行う年齢は12歳前後がもっとも多いとされています。また、10代の若者のうち約1割が「複数回自分の身体を刃物で傷つけた経験がある」と答えています。

自傷は自殺と同列に語られがちですが、両者には違いがあります。自殺は本人が「死ぬつもり」で行うことが多く、実際に死ぬことを考えて、致死的な手段で身体を傷つけます。自殺を行う人は耐えがたい精神的苦痛を抱えており、「苦痛から逃れるには死ぬしかない」と考えています。自傷の場合、本人には死ぬつもりはないことも多く、「この程度なら大丈夫だろう」と思いながら自分の身体を傷つけることがあります。10代では「イライラを抑えるため」など不快感情を解消するための自傷が半数以上を占めます。どうにもならない絶望を感じた子が「自分の身体をコントロールする感覚を得るために」または「苦痛があることを知らせて周囲の人をコントロールするために」行うこともあります。

こうした苦痛のサインに周囲が気づかず放置していると、自傷行為がエスカレートして自殺につながる恐れもあります。

12歳前後から起こる3つの変化

心理的な変化

自意識の高まり

他者を理解し、自分を顧みることができるようになる。「自分とはなにか」を考え始める。

↓

独立心の芽生え

親や大人から離れ、自分の考えや感情に基づいて行動しようとする。自立を求めるようになる。

周囲との比較

他者の目、周囲からの評価が気になるようになる。自分自身もものごとを批判的に見るようになる。

↓

将来への不安

些細なことに過敏に反応し、考え込みやすくなる。進路や将来の生き方について悩むようになる。

生理的な変化

ホルモンバランスの変化

第二次性徴にともなうホルモンバランスの変化により、感情が不安定になりやすい。

＋

性的関心の高まり：

異性への関心が高まる。同時に自身の身体的変化にも敏感になる。心身のズレに戸惑う子も。

＋

脳機能の変化

大脳辺縁系と前頭前野のバランスの崩れ（P26）により、情動のコントロールが難しくなる。

↓

衝動性の増大

感情のコントロールが難しくなり、衝動的な行動をとることがある。

社会的な変化

人間関係の複雑化

学年が上がるにつれ、所属するコミュニティが増えていく。自分をとり巻く人間関係が複雑になっていく。

理想主義的傾向

こうありたい、こうあるべきという理想の自分や社会と、現実とのギャップに悩むことが多くなる。

同性仲間を重視

同年代の仲間、とくに同性との関係が重要になる。仲間からの評価や受け入れを強く求めるようになる。

思春期心性②

10代前半で親離れが進み、後半で同性仲間を重視する

思春期は心身の発達過程によって、10歳頃から14歳頃までの前半と、14歳頃から18歳頃までの後半にわかれます。

14歳くらいまでに母親と距離を置くようになる

思春期前半は、親から離れていく時期です。

小学校高学年から中学校にかけて、それまで母親べったりだった子どもが急に行動をともにしなくなり、母親を驚かすことがあります。友だちといるときに親に声をかけられるのをいやがったり、外で会っても気がつかないふりをして通り過ぎたりします。

この時期、子どもにとってなにより大事なのは同性の仲間です。親との関係よりも同性の友だちとの関係を重視し、遊びや活動に没頭します。親の価値観より仲間の価値観が優先されるので、多くの親は「言うことを聞かなくなった」と嘆きます。

子どもは親と距離を置きたがり、友人関係に介入されることを嫌います。また、仲間から脱落することを極度に恐れ、トラブルを避けようとする回避行動がひきこもりや不登校につながることもあります。

高校生になるとさらに「私」に過敏になる

思春期後半は自我の確立期です。いわゆる「自分探し」をしながら自分の土台を形作っていきます。同時に社会と渡り合う能力を身につけるために、自分が信頼できる友だちを求めます。

この年代はまだ確固たる自己が確立されておらず、身体は親の身長を越えていても、非常に脆弱な自己を抱えて生きています。このため「私」に対する感覚に過敏で、つねに他者の視線を気にしています。

人からちょっと批判されたり、大切にしている友だちとの関係がうまくいかなくなったりすると自己愛が大きく揺らぎ、孤立感や無力感が増大します。

さらに自己の独立性に対する自信が失われると、自分の考えや感情が自分独自のものでなく、他者から強いられたように感じる「被影響感」や、他者から嫌われているように感じる「疎外感」など負の感情が生じてますます内に閉じこもりがちになります。

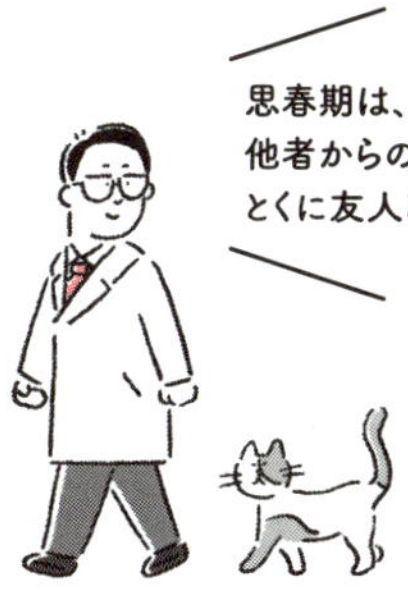

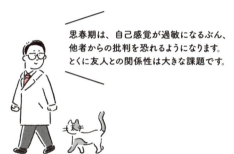

思春期は、自己感覚が過敏になるぶん、
他者からの批判を恐れるようになります。
とくに友人との関係性は大きな課題です。

思春期心性③

「助けて」「かまわないで」相反する感情が同時に浮かぶ

思春期には心身が急激に変化します。このためホルモンバランスが崩れたり、自律神経が乱れたりして気分や感情が不安定になります。

感情が不安定で、葛藤が起こりやすい

子育て中の親にとっても、この時期の子どもの気持ちは理解しにくく、とても困難な時期です。

機嫌がいいかと思えば、突然ふさぎ込んで自室に閉じこもってしまったり、小さいときのように甘えてくるかと思えば、急に親を拒絶して反抗的な態度をとったりします。

これは思春期の子どもの心のなかで強い内面的葛藤が生じているためです。それまで親の庇護下で過ごしてきましたが、心のなかに「自分」というものが生まれ、それが親とは異なるアイデンティティを確立しようともがいています。

心のなかでは相反するふたつの感情、たとえば「近づきたい」「離れたい」「大好き」「大嫌い」「助けてほしい」「かまわないで」など正反対の感情が浮かんではぶつかり合っています。

自分の内面に生じる葛藤に子ども自身が戸惑い、不安定な気分に揺れ動いているのです。

つまずいたときに助けを求めづらくなる

精神的な不安定さには、対人関係の問題も影響しています。

とくにこの時期の子は社会的能力が未熟なので、対人トラブルを生じがちです。自己表現や他者理解などのコミュニケーション能力が低く、仲間同士で誤解や衝突が起きることもよくあります。

そのうえ、自己意識や自己愛が強くなり、ささいな衝突で深く傷つくこともあります。

こうした対人関係のトラブルや将来への漠然とした不安感を抱え、思春期には数々の挫折や自己存在の危機に直面します。ところが、内面には思春期特有の揺らぎを抱えているため、自ら周囲に支援を求められずにひとりの殻に閉じこもりがちになります。また、周囲もどうサポートしたらよいのか途方に暮れてしまいます。

コロナ禍で親子間の葛藤が強まった？

コロナ禍では神経性やせ症やインターネット・ゲームの過剰使用を主訴とする相談が増加しましたが、なかでも親子間の葛藤に起因するケースが目立ちました。これは、コロナ禍での臨時休校や外出制限により家族のみで過ごす時間が増えたことが一因と見られます。ただし、コロナ禍という要因だけでなく、もともとなんらかの葛藤を抱えていた家族が、孤立した状況下で問題が顕在化したという意見もあります。

思春期の課題

親に依存する生活が続き、課題解決能力を育みづらい

思春期には、子どもはさまざまな課題に直面します。

子どもにとってはすべてが初めての挑戦

体が成熟するなかで、自分の性を認識し、他者の目を強く意識し始めるのもこの時期です。また、「自分はこういう人間だ」という自己同一性（アイデンティティ）を確立します。友だちなど周囲との関わりによって「自己」を意識し、「自分とはどういう存在なのか」「自分らしさ」について考えるようになります。さらに思春期後半になると「将来どう生きるのか」「社会とどう関わっていくのか」など職業を通じて形成される自己イメージを確立しようと悩みます。進学や就職といった進路の問題が大きな課題として立ちはだかります。

こうした課題は、誰もが通る道です。親御さんからすると大した問題ではないように見えることでも、子どもにとってはすべてが初めての体

験で、葛藤や苦しみをともなうものです。

親以外の年長者から学ぶ場が失われている

かつて日本の義務教育は小学校までで、小学校卒業後は家業を手伝ったり働きに出たりする子がたくさんいました。戦後、義務教育が中学までとなり、高校大学への進学率が上昇しました。令和になり、少子化の影響もあるのでしょう。大学進学率は6割に届こうとしています。

多くの子どもは、児童期を過ぎても親に依存する被養育者のままです。**親の庇護から抜け出したいという気持ちは芽生えても、実質的には、親に依存する生活が続きます**。

大人になるためのさまざまな課題に直面したとき、昔なら親以外の年長者と出会い、叱られたり、励まされたりしながら、学び鍛えられる機会がありました。しかし、地域社会とのつながりも変化し、昔ながらの共同体は失われています。同学年の集団である学校の「教室」と「家庭」で過ごすだけでは、課題解決能力が育ちにくいのも無理はありません。

最近の子は、昔に比べ反抗期も穏やかだといわれます。矛盾に向かい、問題を解決しようと試行錯誤するより、矛盾を回避する傾向が強いのかもしれません。

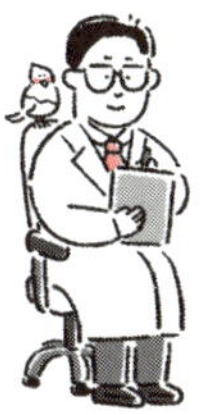

親御さんは
子どもの重要なサポーターです。
思春期の心理を理解し、
しっかり支えていきましょう。

抑うつ・不安の要因❶

医療機関でも問題の特定に3か月くらいは要する

抑うつや不安には遺伝的素因や環境的ストレスなど複雑な要因が関係しており、専門医でも簡単に特定できません。

家庭から学校・地域まで。問題が複雑に絡み合う

治療方針を立てるには、まず本人の問題を特定することが大事ですが、本人や親御さんへの初回ヒアリングだけでは情報が足りません。さまざまなアセスメントが必要です。アセスメントとは、患者さんの情報を収集し、分析・評価することです。医師は得られたアセスメントをもとにして治療・看護計画や介入方法を検討していきます。

抑うつや不安をもつお子さんへのアセスメントには、血液検査、発達検査、心理検査を行います。心理検査には時間がかかり、すべての結果が出るまで2～3か月を要します。

また、環境的ストレスを知るには家庭や地域、学校の情報が必要です。

学校での交友関係やいじめ、学習面での困難さを把握するため、親御さんや本人の許可を得たうえで、担任の先生などに連絡します。

情報が集まると治療がスムーズに

アセスメントにはさまざまな分析・評価、広範囲な情報収集が不可欠です。労力や時間がかかりますが、情報が集まっていない段階で動いても、いい結果は出ません。早期に回復させるためにも、この段階で時間が必要なのです。

ただし、**命の危険がある場合には、要因が特定する前に治療を開始する必要があります**。自殺したいと本人が言っていたり、過去に自殺未遂をしていたり、自殺を計画しているのがわかっていたりするときなどは、入院も検討します。こうした危険の有無を確認するために、「いっそのこと消えてしまいたいと思うことがありますか?」という質問をします。

また、重篤な摂食症も、低栄養を招くため命に関わります。すぐに入院してもらうことがあります。

一般に**うつ状態の重症度を把握するには、食欲低下、睡眠障害、興味関心の喪失などがもっとも参考になります**。けれどもこうした症状はかなりの重症にならないと表にあらわれません。子どものうつ病の場合、

自然災害や大規模事故などが影響

事故や犯罪など大きな社会的事件、地震や台風といった自然災害などは、大人が考える以上に子どもの心に大きな影響を及ぼすことがあります。たとえ自分がそのできごとに巻き込まれていなくても、ニュースや社会の雰囲気から強いストレスを受ける子もいます。「どうして不調になったのかわからない」という場合、最近発生した社会的なできごとや雰囲気などを考慮すると、要因が思い当たることもあります。

学業不振や交友関係のトラブルなどを最初の兆しと考えて注意します。

実際の患者数はもっと多いはずだが……

外来に来られる患者さんや親御さんは「専門医ならすぐになんとかしてもらえるだろう」と考えがちです。けれどもお話ししてきたように、児童精神科という分野では、医師だけでは対応しきれないことがとても多いのです。

要因の特定には、不安や抑うつ以外の神経発達症（発達障害）や家庭環境、交友関係などが複雑に絡み合っていて、数回程度の受診では解決できません。場合によっては学校の先生と連携をとり合い、本人にとって過ごしやすい学校環境を模索していくことも求められます。複雑な対応を医師だけで行うのはほぼ不可能で、残念ながら現在の医療システム内で完結することはできません。

おそらく、抑うつや不安症に苦しむお子さんは、実際にはもっと多いのだと思います。患者さんをサポートできる医療機関の受け皿が少ないため、正確な実態が把握できていないと見られます。医療機関がワンストップで患者さんをみるのが理想ではありますが、現状は理想にほど遠いといわざるをえません。

チーム医療で要因を特定し、解決していく

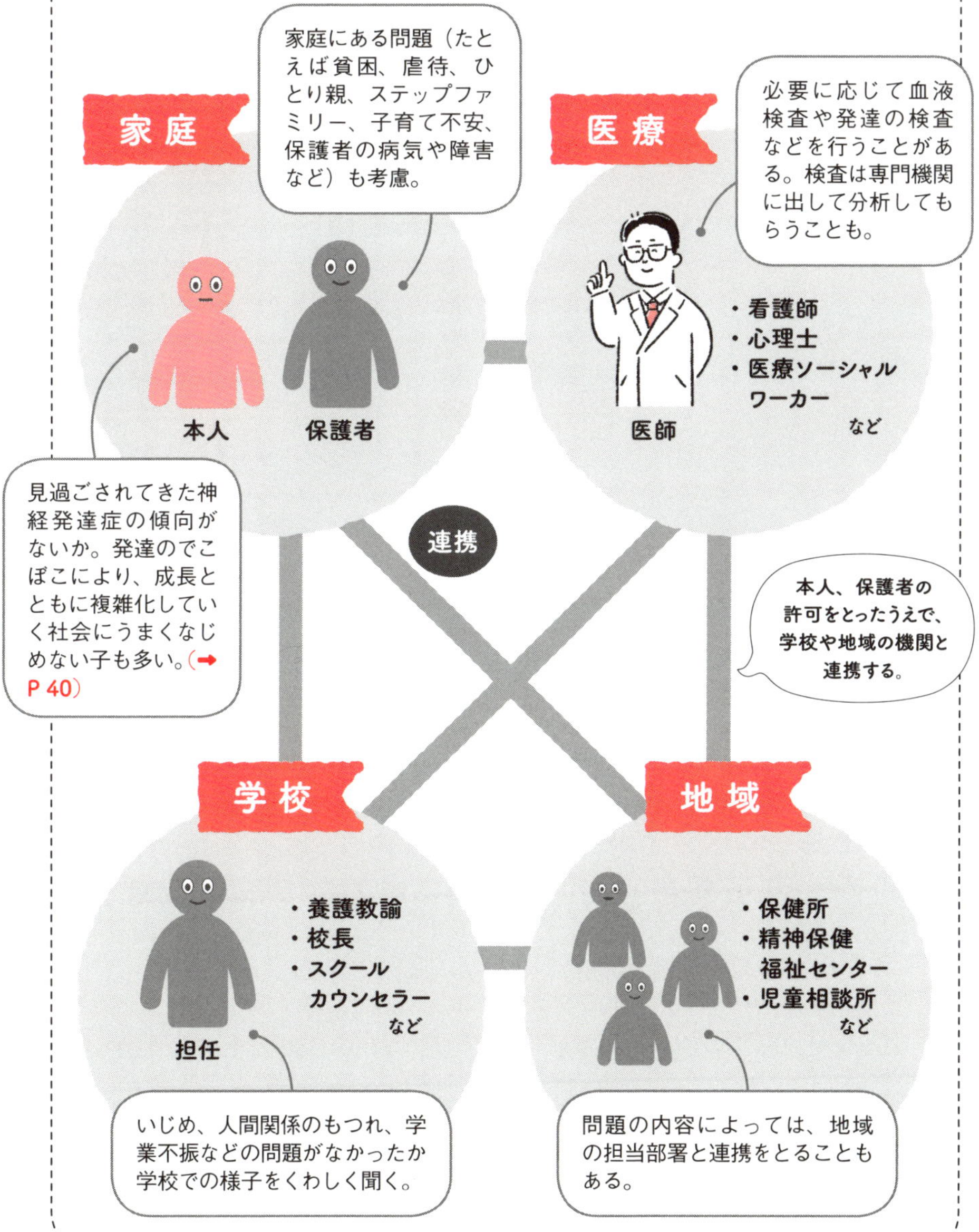

抑うつ・不安の要因②

見過ごされてきた発達の問題。自尊心の低下がきっかけか

子どもに抑うつや不安症状があらわれたときには、神経発達症（発達障害）など神経発達の問題も考慮する必要があります。

周囲についていけない、疎外感を覚える

神経発達症には個人差が大きく、診断される時期も程度もさまざまです。発達のでこぼこ（得意と不得意の差）が大きく、はっきりわかっていれば小学校の段階で神経発達症と診断されているでしょう。ところが軽度だと大人になるまで診断されないこともあります。

神経発達症の特性があっても社会生活を営むのに支障はなく、本人も周囲も認識していないケースも多く、グレーゾーンなどといわれています。グレーゾーンでも、症状のあらわれ方や程度には個人差がありますが、一般にコミュニケーションが苦手で対人関係が困難なので、思春期に差し掛かる頃によく生活に支障が生じます。

10代に入り、発覚しやすい神経発達症グレーゾーンの問題

注意欠如多動症（ADHD）的な傾向

注意散漫で集中することが苦手。衝動性が高く、思ったことをすぐに行動に移しやすい。思春期特有の問題が加わり（P29）、ADHDの問題に拍車がかかることがある。衝動性の高さから、反抗的な態度をとり、反社会的な行為に及ぶことも。

自閉スペクトラム症（ASD）的な傾向

周囲への関心が薄く、社会的な交流をもつこと、言葉の裏にある意味を読みとることなどが苦手。集団のなかで孤立しがち。こだわりが強く、感覚過敏などがあり、感情をうまくコントロールできない子も。

そもそも思春期には定型の発達の子でも他者との関係に悩み、自己愛が傷つけられたり自尊心が低下したりするものです。神経発達症の傾向があるとなおさら交友関係などでトラブルが生じやすく、自己肯定感が低下し、問題が深刻化しがちです。

二次障害として抑うつが起こりやすい

小学校低学年のあいだは決められた時間割内で過ごしているのでさほど大きな問題は生じません。学年が上がるにつれて行動範囲も交友関係も広がり、自由度も増えます。社会的やりとりや対人関係が苦手な子どもはトラブルを抱えやすくなります。

仲間との関係を重視する思春期に、仲間と摩擦が生じたり集団から排除されたりすると、とても大きなストレスになります。そのため二次的に抑うつが起こりやすくなるのです。多くの場合、親御さんも子どもの発達の問題には気づいていないので「小学校のときはうまくやっていたのに、どうしちゃったの？」と、驚いて途方に暮れてしまいます。

児童期から青年期のうつ病では４〜９割になんらかの併存症があるとされています。破壊的行動障害やＡＤＨＤ、不安症などの症状があらわれた後で、うつ病を発症することが多いと報告されています。

抑うつ・不安の要因③

社会のしくみから外れた子がSOSのサインを出している

外来では「子どもが理解できない」と言う親御さんの声をよく聞きます。けれども、昔といまの子どもにそれほど大きな違いはありません。

いまも昔も思春期の本質は変わらない

昔の10代は、親に反抗して家出したり、シンナーや違法薬物の使用、窃盗などの犯罪に手を染めたりするケースがよくありました。

たしかにいま日本では、こうした非行問題は減少しています。一方、ゲーム依存やひきこもり、不登校などが増えています。SNSを使って、いわゆる「パパ活」する女の子もいます。

子どもがエネルギーを外に発散させることが減ったように見えるのでしょう。親御さんは「おとなしすぎる」と思うかもしれませんが、いまの子はネットやSNSを利用し、自分の世界の内側でエネルギーを発散させています。

たとえば、部屋にひきこもりながらネットゲームに没入し、雄叫びを上げて闘志をむき出しにして、殺戮ゲームにいそしむ子どももたくさんいます。インターネットという新たな世界が生まれただけで、思春期の本質はなにも変わっていないのです。

いったん外れると戻りづらい横並びシステム

思春期が複雑で難しいのは日本に限ったことではありません。ただ、患者さんをみていると、日本社会特有の問題があると感じます。たとえば、横並びの学校制度です。

欧米などでは、出席日数にかかわらず習熟度が不十分なら留年します。小さい頃は月齢差が大きいので、留年しても習熟して進級したほうが子どものためなのです。留年した子どもに大きな不利益はありません。

一方日本の義務教育では原則として留年はなく、小一から中三まで一律に進級します。高校では出席日数や成績で留年する場合もありますが、それほど多くはありません。

なんらかの事情で留年してしまうと、元の学年の仲間と離れてしまい疎外感を覚えます。その結果、年下の集団のなかで孤立し、退学や転校を余儀なくされることもあります。仲間意識の強い思春期にこのような

中学への移行期に手厚いサポートを

小学校から中学校への移行期に、抑うつがどのように変化するかの調査があります。

もともと抑うつの程度が低かった子は、年齢が上がるにつれ、抑うつ症状のリスクが高まっていきます。

一方、小学校ですでに抑うつの程度が高い子は、卒業前に一時的に抑うつリスクが低下しますが、中学入学後に高まります。抑うつの程度が高い場合、とくにこの時期手厚いサポートが欠かせません。

出典：松原耕平 他, 小学校から中学校への移行期における 子どもの抑うつ症状の発達的変化. 行動医学研究 Vol.22,No1,3-8,2016

状況におちいるのは、大人が想像する以上に酷なことだと思います。

病気やけがで数か月間学校を休んだ子はどうなるでしょうか。同じ学年に戻ってもなかなか勉強に追いつけません。遅れていたぶんをとり戻そうと頑張りすぎれば、ストレスを感じます。下の学年に入ったとしても、余計に孤立感を感じてしまうでしょう。もともと精神の病気で休んでいたとしたら、再発することもあります。

日本の横並びシステムでは、いったんレールから外れると10代で「脱落」の烙印を押されてしまうのです。

横並びだからこそ、同性仲間の承認が重要になる

自己形成期にある思春期の子には強い承認欲求があります。

もっとも大事なのは親や身内の承認ですが、学校という「横並び社会」では、それと同じぐらい同性・同年代からの承認が重要になります。

このため、10代の子は友だち関係が原因で抑うつや不安になることも少なくありません。10代の自殺の理由を見ると、病気や進路・進学の悩みとともに「（いじめではない）学友関係」も多いことがわかっています。

また最近では、ＳＮＳなどインターネットの影響も指摘されています。

いま思春期の子どもたちの承認欲求は、学校というリアルな場にとど

まらずバーチャル空間に及んでいます。ＳＮＳでは実際の友だちの投稿に加えて有名人や匿名ユーザーの投稿にも心が揺れ動きます。

子どもの脆弱な心はつねに承認欲求にさらされ、自己形成のための価値観が「承認されるか否か」という外部評価に委ねられているのです。

レールから外れても、得意をのばす方法を考えればいい

学校というレールから外れたとき、「同じところに戻ろう」と固執するとうまくいきません。本人や親御さんが「こうでなくてはならない」という画一的なイメージを捨てきれないと、将来の可能性を自らの手で狭めることになってしまいます。

同じ学校、同じ学年に戻ることに無理があるなら、柔軟に軌道修正を考えるのも一案です。最近では高等教育にも多様性が出てきました。Ｎ高等学校のようなインターネットを使った通信制高校など選択肢が広がっています。「多数の人と異なる選択をする」ことについて、昔のようなネガティブなイメージは減っているのではないでしょうか。

思春期に精神的な問題でつまずいた場合、同じレールに戻ることだけが正解ではありません。得意を見極め、その能力をのばすため、適した環境を選びなおすことを考えてみるのもよいでしょう。

10代で大変な思いをしても、
大人になって
自分の得意をいかし
活躍している人はたくさんいます。
いろいろな選択肢を
親子で話してみるといいですね。

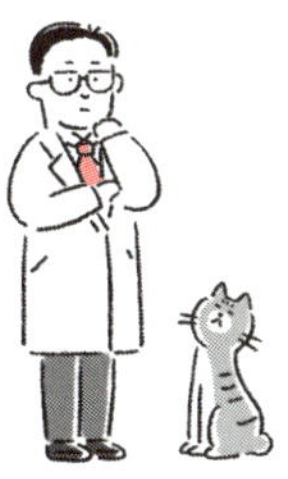

抑うつ・不安の要因④

精神疾患発症のリスク症状 ARMSを理解する

近年、精神疾患には発症前に発症の危険を示す段階があることがわかっており、早期発見のシグナルとして注目されています。

思春期からあらわれやすい統合失調症のリスク症状

精神疾患を発症してはいないけれど、なんらかの精神的症状がある状態をARMS《アームズ》（At-Risk Mental State）といいます。精神病のリスク状態ですが、ARMSの場合必ず移行するわけではなく、消失することもあります。あくまで「精神疾患を発症するリスクが高い」状態です。

ARMSは早期発見・早期治療の観点で重視されています。精神病性障害発症後、治療開始までの期間が予後に大きく影響するからです。

ARMSの条件は、過去あるいは現在において妄想や幻覚、まとまりのない発語といった精神病症状が起きていないことが前提です。

そのうえで、①弱い妄想や幻覚（微弱な陽性症状）がある、②一週間以

ARMSから精神疾患への移行イメージ

ARMSにある人のなかで、3年で約32%の人が総合失調症、双極症に移行するといわれる。なかには思春期の精神的な不安定さで終わり、移行しないケースも見られる。

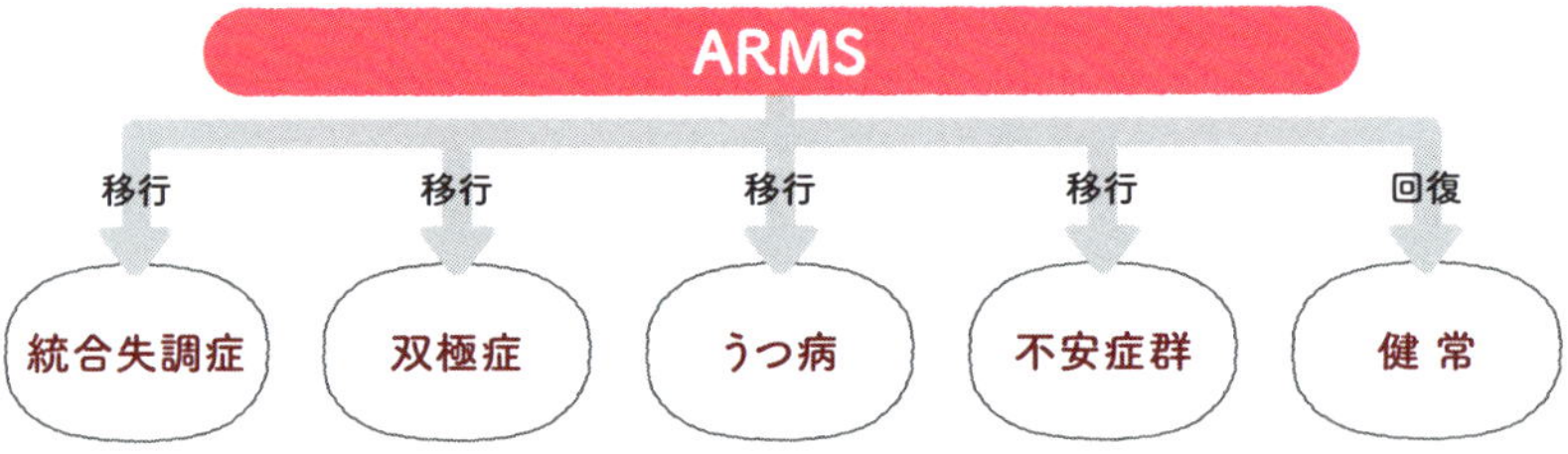

内に消えるが何度も起こる精神病症状がある、③家族歴など精神病になりやすい特性があり、社会機能低下がある、などの症状の有無を見極めます。

３項目すべてが該当する場合「ウルトラハイリスク」とされます。

どう展開するかわからないからこそ見守る必要がある

患者さんにはＡＲＭＳの検査票に記入してもらいます。患者さんがあまりに幼いと参考にならないのですが、15歳以上の子に自分で記入してもらうと、問診だけでは把握できない情報が得られることがあります。

神経発達症の方のなかに、この検査で高い点数を示す子もいます。高得点者ほど自分本位で考える傾向があり、他者の気持ちを考える習慣がありません。自分の思い通りに動いてくれない人は「敵」と認識し、被害念慮を抱きます。このような状態にある子は、概してあまりよい精神状態にありません。

ただしＡＲＭＳでは精神疾患の徴候なのか、思春期特有の症状なのかはわかりません。すぐに決めつけず慎重に見守る必要があります。

ＡＲＭＳと診断後、３年以内に統合失調症、双極症などの精神病に移

無料で相談に乗ってくれるSODA

街の相談機関の先駆けに「SODA」があります。

若者（おもに15～25歳対象）のメンタルヘルスに関する無料の早期相談・支援窓口。若者が多く暮らす東京・北千住駅に近く、精神科医、精神保健福祉士、公認心理師、看護師などの専門家が加わり、仕事、学校、人間関係、生活の悩みなどを相談できます。

こうした場が増えると、思春期の悩みも気軽に相談でき、精神疾患の徴候が見られたら早期に適切な機関につなげられるようになります。

● あだち若者サポートテラスSODA　https://www.soda-adachi.com/

行する割合は約32％です。もちろん思春期の精神的不安定のみで回復する人もいます。

統合失調症は発症後2～4年以内に治療開始すればおおむね経過が良好ですが、気づかず放置していると重症化し、治療も難しくなります。「リスク状態のスクリーニング（P49）」で、15歳以上で「点数が高いかな」と思った場合は、近隣の医療機関の受診を考えたほうがよい場合もあります。発症を慎重に見極めたうえで、薬物療法の開始を検討することもあります。

「変な感じ」がしても気に病みすぎない

思春期はとてもデリケートな時期で、ときおり「変な感じ」がすることもあります。たとえば「自分が自分でなくなるような感じがする」など違和感を訴える子もいます。

このような感覚は思春期特有であり、異常ではありません。**あまり神経質になって気にしすぎるとかえって症状を悪化させてしまいます。**

「変な感じ」がしても、あまりその感覚に意識を集中させずに身体を動かしたり、音楽を聴いたり、友だちと出かけておしゃべりしたりするなど、自分なりのストレス解消法を試してみましょう。

自己記入式

リスク状態のスクリーニング（PRIME-J スクリーニング）

ARMS の傾向が認められる患者さんに行う自己記入式の検査。１年以内の体験に基づいて、どの程度当てはまるかを答える。高いスコアのものがある人は、より注意深く見守り、早期に治療に介入する必要がある。

	まったく当てはまらない	ほとんど当てはまらない	どちらかといえば当てはまらない	どちらともいえない	どちらかといえば当てはまる	かなり当てはまる	とても当てはまる	左欄で4～6と答えた方は、それぞれがどの程度続いているのか		
	0	1	2	3	4	5	6	1月以上	1月～1年	1年以上
a) 説明できないような奇妙で普通でないものごとが自分のまわりで起きていると感じることがある。	0	1	2	3	4	5	6	7	8	9
b) 将来を予見することができると感じている。	0	1	2	3	4	5	6	7	8	9
c) 自分の考えや感情、行動がなにかに干渉される、あるいは支配されているように感じることがある。	0	1	2	3	4	5	6	7	8	9
d) 迷信を信じて普段とはまったく違う行動をとった経験がある。	0	1	2	3	4	5	6	7	8	9
e) 経験したり、感じたりすることが現実なのか、空想や夢の一部なのかわからなくなって混乱することがある。	0	1	2	3	4	5	6	7	8	9
f) 他人に自分の考えが自然に伝わってしまったり、自分に他人の考えが自然に伝わってしまったりすることは起こりえることだと思う。	0	1	2	3	4	5	6	7	8	9
g) 誰かが自分に危害を加えることを企んでいたり、あるいは実際にされかねないと感じることがある。	0	1	2	3	4	5	6	7	8	9
h) 自分にはもって生まれた以上に特殊な才能や超自然的な能力があると信じている。	0	1	2	3	4	5	6	7	8	9
i) 自分の心にいたずらされているように感じることがある。	0	1	2	3	4	5	6	7	8	9
j) 近くに誰もいないのに、誰かの発する音を聞いたり、誰かがぶつぶつ言っていたりしゃべっているのを聞いたりしたことがある。	0	1	2	3	4	5	6	7	8	9
k) 自分が考えていることをほかの人に声に出して言われたように感じることがある。	0	1	2	3	4	5	6	7	8	9

出典：小林啓之　他，前駆状態のアセスメント―症候学的観点から―．精神経誌（2009）111 巻３号

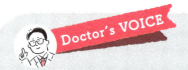

Doctor's VOICE

ARMSから見守り、介入する イル ボスコ

早期から脳機能をリハビリ

精神的症状は放置しておくと悪化してしまいます。若い人は心の発達や社会生活に大きく影響します。早期治療が重要です。

近年では適切な早期介入が脳機能回復を促し、脳の働きを高めることもわかってきました。

こうした観点から注目されているのが統合型地域精神科治療プログラム（ＯＴＰ）です。

ＯＴＰは地域中心の統合医療サービスです。専門チームが精神的問題を早期発見し、脳機能のリハビリを行うことによって症状の改善や社会生活への復帰、再発防止を支援します。

私たちの病院ではＯＴＰ理論をもとに「イル ボスコ」というサービスを行っています（URL https://www.lab.toho-u.ac.jp/med/omori/mentalhealth/）。

ARMSの状態が認められる15～30歳の患者さんが対象です。早期発見・早期介入により精神疾患の悪化を防ぐことを目指しています。脳機能訓練や心理教育、アートなど多様なプログラムがあり、目的に合わせて参加できます。

施設外のつながりも重要

地域の保健所または保健センター等の行政機関で、家族が参加できるさまざまなプログラムがあったりしますので、参加してみるとよいでしょう。

こうした会のよさは、人間関係が広がることです。知り合った人たちとおしゃべりしたり悩みごとを打ち明け合ったりすることは、医療にはできない治療効果をもたらします。

参加をためらう人もいますが、人とつながることは殻に閉じこもって孤立するよりはるかに有益です。

Part3

抑うつ・不安が強い子の未来を守るために

家庭を安全地帯に変える 11のふり返りポイント

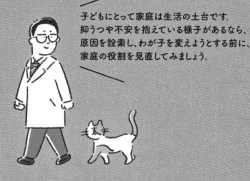

子どもにとって家庭は生活の土台です。
抑うつや不安を抱えている様子があるなら、
原因を詮索し、わが子を変えようとする前に、
家庭の役割を見直してみましょう。

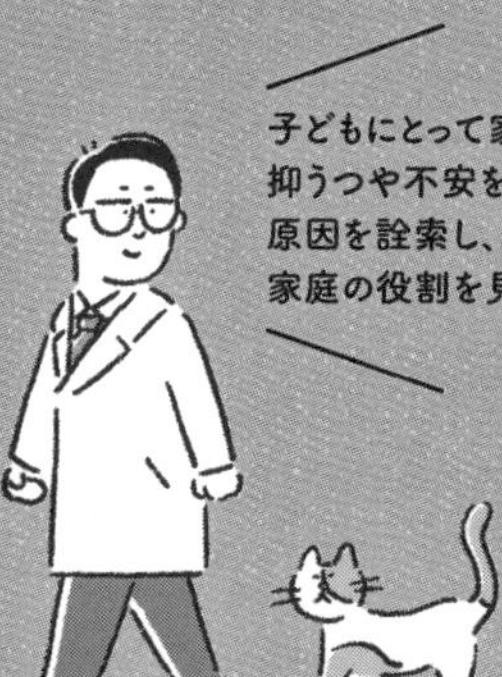

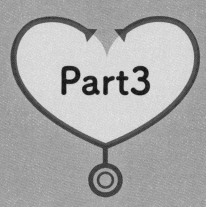

家庭の役割

まずは安全に休ませる。回復したら得意をのばす

子どもが抑うつなどになったとき、まずやらなければならないのは、もっとも長く過ごす「家庭」を安全地帯にすることです。

疲れているときは、家庭でゆっくり過ごさせる

学校のスクールカウンセラーさんと面談しても、医療機関を受診しても、そこで過ごす時間の長さは、家庭で過ごす時間には及びません。子どもが安心して休むことのできる家庭で、しっかり休ませます。ゆっくり眠り、休養できれば、次第に精神状態も安定していくものです。

しっかり休むためには、家庭が子どもにとって「安心していられる場所」である必要があります。

いつの頃からか、リビングで過ごす姿を見なくなった。一緒に食事をしていてもほとんど雑談をしない。ほとんど顔を合わせていない。こんなことはないでしょうか。

Q. お子さんの好きなこと、強み、長所はなんですか？
いくつでも思いつく限り挙げてみましょう！

例）がまん強い／絵が上手／虫が好き……

ときどき、子どものことがよくわからない、とおっしゃる親御さんがいます。それはいつからですか？　なにかきっかけはありませんでしたか？　家族の関係、家庭の環境を、いま一度見直してみましょう。

強みを見つけ、発揮できればレジリエンスも身につく

少しずつ回復してきたら、元の生活に焦って戻そうとしないことも大切です。以前の生活で、なにかにつまずいたのです。本当に前に戻ることがよいのかを、家族で話し合ってみるといいと思います。

もし、本人ががんばってもどうにもならない苦手を抱えているなら、得意なことを見つけ、のばしていくほうがいいでしょう。

通知表でオール5をとることを強要するより、5はしっかりのばし、2なら生きるのに苦しくない程度を目指せばよいのです。無理に平均を意識せず、強みをのばしていけば、自己効力感や自己肯定感が高まっていきます。すると自然にレジリエンスも高まります。レジリエンスとは本来物理学用語で、外力で変化した物体が元の形に戻ろうとする力のことです。心理学では精神的な回復力、しなやかな適応力を意味します。子どもはレジリエンスを育むことによって、人生の困難に柔軟に対応し、乗り越えていけるようになります。

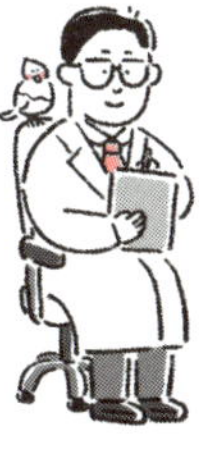

自己効力感をもてると、
自然と抑うつ状態からも
回復していきます。

思春期以降は
お子さんの強みを見つけ
それが発揮できるように
サポートしていくことが大切。

ふり返り
ポイント
1

生活が変わるようなできごとはなかったですか？

抑うつのきっかけを考える

病気や大きなけが、親の離婚など日常生活を大きく変えるできごとがあると、脳内での情報処理が過剰になり抑うつや不安が生じることがあります。

いいことでもわるいことでも、突然連続性が途切れるようなイベントはストレスの原因になります。生活が急変するできごとはなかったか、ふり返ってみましょう。

【脆弱性-ストレスモデル】

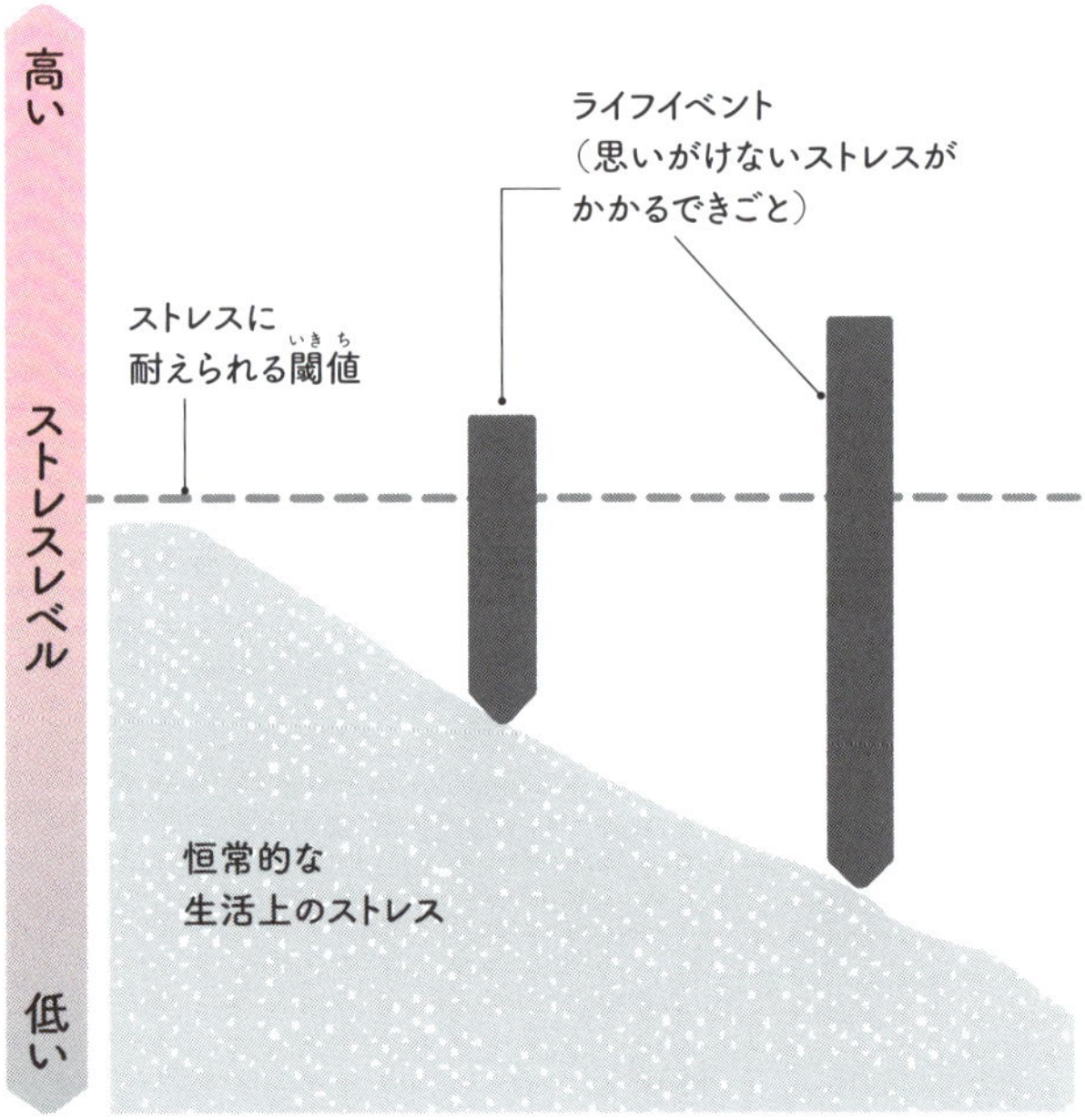

日常生活のなかで、気がかりなことや心配ごとがあればストレスレベルは上昇していく。これに対して、受験の失敗、失恋、事故などの思いがけないライフイベントが加わるとストレスレベルは急上昇する。個人のストレスに耐えられる閾値を超えたとき、心身に症状があらわれる。

出典：『リカバリーのためのワークブック　回復を目指す精神科サポートガイド』水野雅文、藤井千代、佐久間啓、村上雅昭　編集（中央法規出版）より改変作成

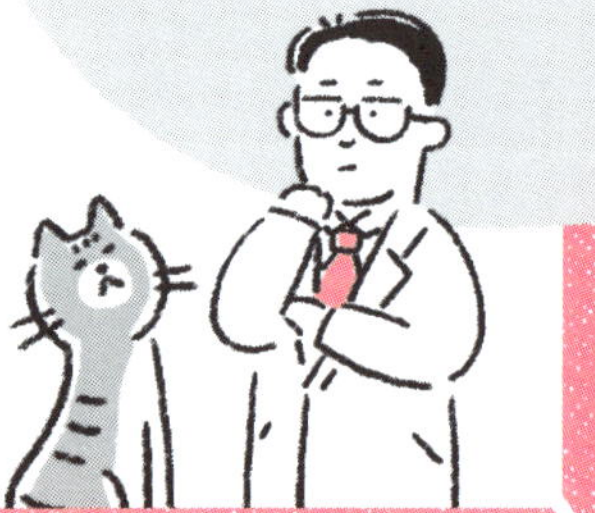

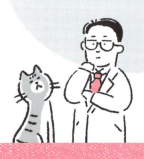

大きなライフイベントがなかったか

本人の日常生活が急激に変わるようなできごとがなかったかふり返ってみよう。
不快なできごとだけでなく、喜ばしいことでもストレスになる。

家庭の問題

- □親の病気・けが・介護
- □本人の病気・けが
- □家庭内のもめごと
- □経済的トラブル
- □親の離婚
- □きょうだいとのトラブル
- □同居する祖父母の病気・介護
- □同居・別居（メンバーの変更）
- □本人・家族の事故や犯罪
- □身内、近しい人の不幸
- □受験の失敗・成功

など

学校の問題

- □クラス替え
- □担任の変更
- □引っ越し
- □転校
- □友人との別れ
- □いじめ
- □恋愛の問題（失恋・成就）

など

大人から見るとささいなことでもストレスになる

中学生のストレス原因についての研究では「教師との関係」「友人関係」「部活動」「学業」「規則」「委員活動」などがおもな因子とされています。

学業に関するものがもっとも経験頻度が高く、身体的不調との関連がみられました。また、学年が上がるほど増加しています。

友人関係や教師との関係は不機嫌や怒りの感情と関係し、とくに友人関係と抑うつ・不安感情とのあいだに関連がみられます。明らかないじめや暴力でなくても、「顔やスタイルのことで、友だちにからかわれたりばかにされたりした」「先生から、自分と他人を比べるような言い方をされた」など、ささいな言葉や態度、自分の感じ方によって、中学生が学校生活の場でつねにストレスを感じていることがわかります。

出典：岡安孝弘・嶋田洋徳他，中学生の学校ストレッサーの評価とストレス反応との関係．心理学研究第63巻第5号

ふり返り
ポイント
2

生活リズムが崩れてしまっていませんか？

学年が上がるにつれ寝不足になる

中学生ぐらいから徐々に夜型に傾いて就寝時間が遅くなり、睡眠不足の子が増えていきます。睡眠不足は自律神経の乱れを生じるだけでなく、成長期の脳や身体の発達に悪影響を及ぼします。また、発達障害では半数近くで睡眠障害があるとされ、睡眠不足が神経発達症の症状を強めるとされています。

夜更かしリズム ×

交感神経

体を活発化させるための神経

副交感神経

体を沈静化させるための神経

夜更かしにより自律神経の働きが逆転。生活リズムが乱れ、悪循環におちいる。

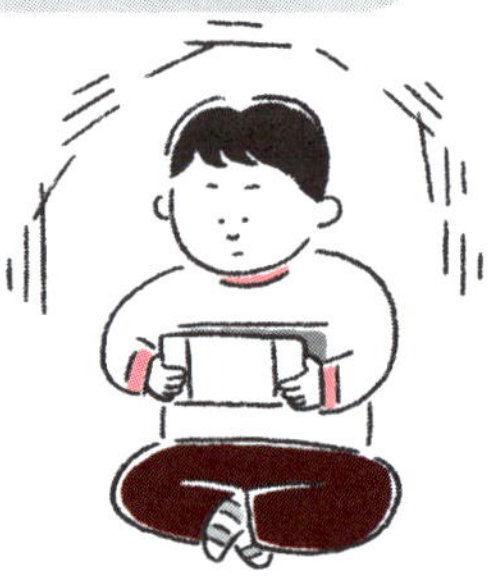

スマホのブルーライトも入眠を促すメラトニンの分泌を減らし不眠の原因になる。

6：00

正しいリズム ○

朝は一定の時刻に起床し、光を浴び、食事をとる。休日も平日と同時刻に起きるのがベスト。

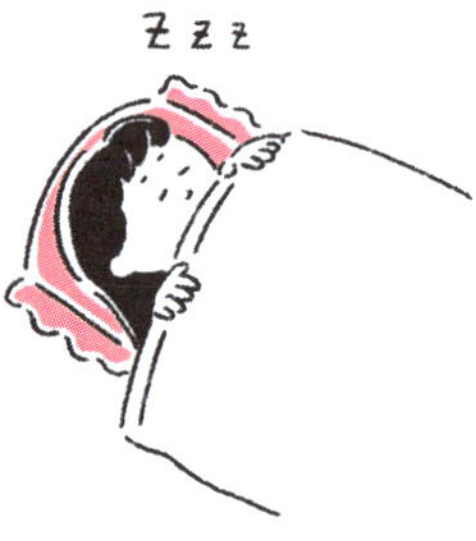

活動を司る交感神経は、起床から徐々に上昇し、昼頃に優位になるのが正常なリズム。

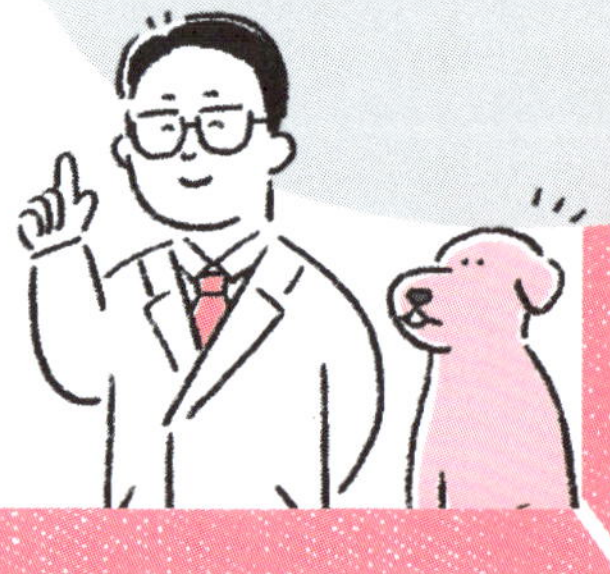

食事、風呂などルーチンの時間をずらさない

　ある研究によると、中高生男子で平日8.5～9.5時間以上、中高生女子で、7.5～8.5時間の睡眠をとっているとうつや不安のリスクがもっとも低くなるといいます。中高生になると親の制限がきかなくなり、夜更かししてパソコンやスマホゲームに夢中になる子も増えてきます。決まった時間に一緒に食事をとり、起床や入浴時間なども一定にして、なるべく家でのスケジュールを動かさないように努めましょう。

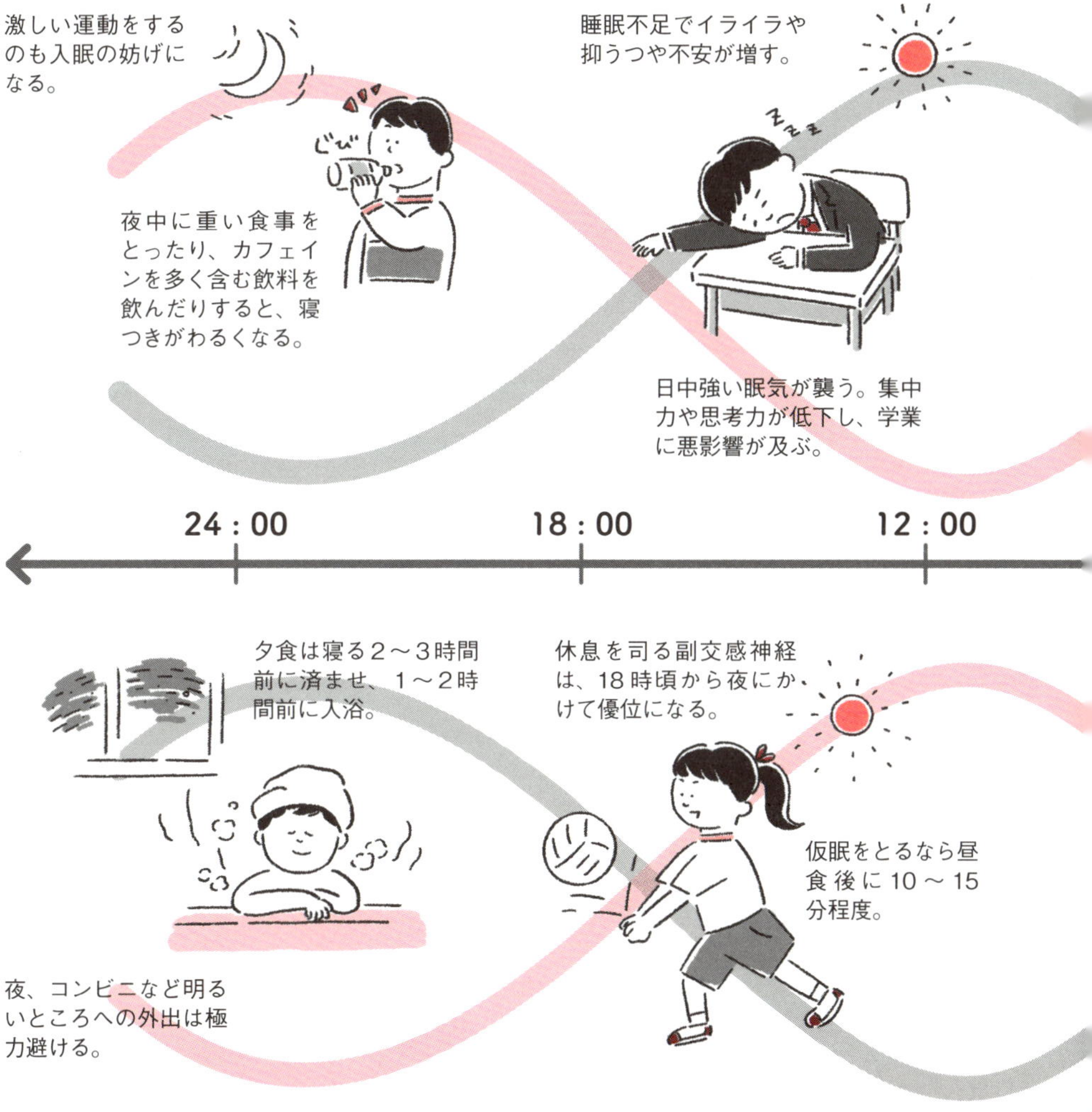
激しい運動をするのも入眠の妨げになる。
ぐび
夜中に重い食事をとったり、カフェインを多く含む飲料を飲んだりすると、寝つきがわるくなる。
睡眠不足でイライラや抑うつや不安が増す。
ZZZ
日中強い眠気が襲う。集中力や思考力が低下し、学業に悪影響が及ぶ。
24：00
18：00
12：00
夕食は寝る2～3時間前に済ませ、1～2時間前に入浴。
休息を司る副交感神経は、18時頃から夜にかけて優位になる。
仮眠をとるなら昼食後に10～15分程度。
夜、コンビニなど明るいところへの外出は極力避ける。

ふり返りポイント

3

家族の関係はどうですか？
関わり方を整理してみましょう

母親・父親とで関わり方は異なる

子どもにはどこかに「母親ならわかってくれるはず」という期待があり、甘えたり不機嫌になったりしてわがままにふるまいがちです。

父親の場合、いままであまり子どもと接しておらず、子どもの状況がわからないときは、やたらと口出しせずに、よく観察し、見守りましょう。

わが家の関係図をつくってみよう

家族もひとつの社会。本人と家族のメンバーとの関係性をいま一度見直し、整理してみよう。

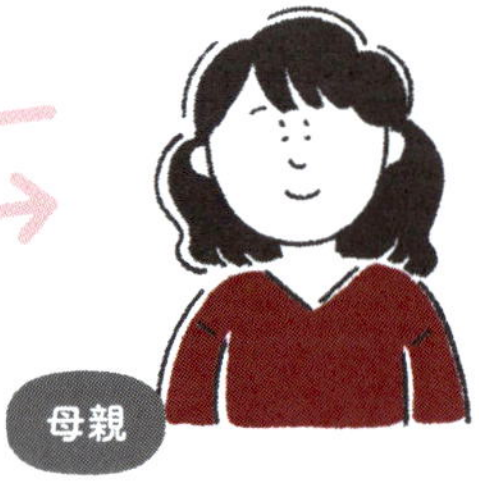

母親との関係

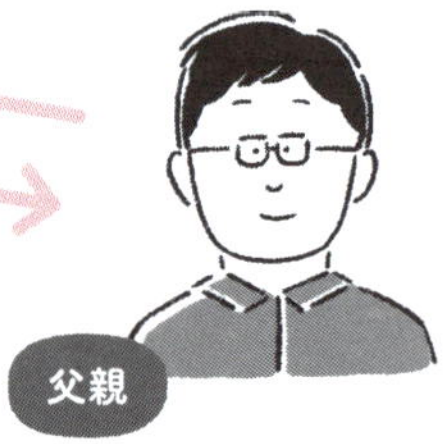

父親との関係

家族ではない身内との関係は？

家族には相談できない、アドバイスを受け入れられないときも、少し年上のいとこや、おじさん、おばさんなら、話すことができることもあります。

今後相談相手になってくれそうな身内がいると、家族も安心です。

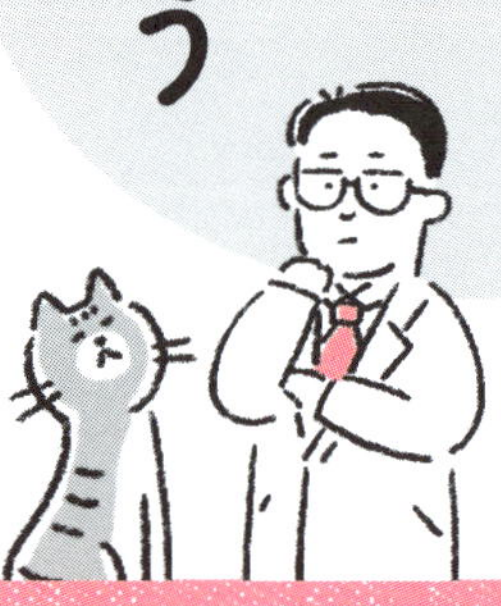

きょうだい、祖父母は距離を置いたほうがいいことも

きょうだい間の軋轢《あつれき》はないでしょうか。うまくいっていないときは、祖父母宅で過ごさせるなども考えてみましょう。祖父母や親せきが、子どもの状況をよくわからないままに、プレッシャーをかけるような発言をする場合は、距離を置くほうがいいでしょう。

また親御さんが介護にかかり切りのときも、注意が必要です。「あなたのことを気にしてるよ」という気持ちを伝え続けてください。

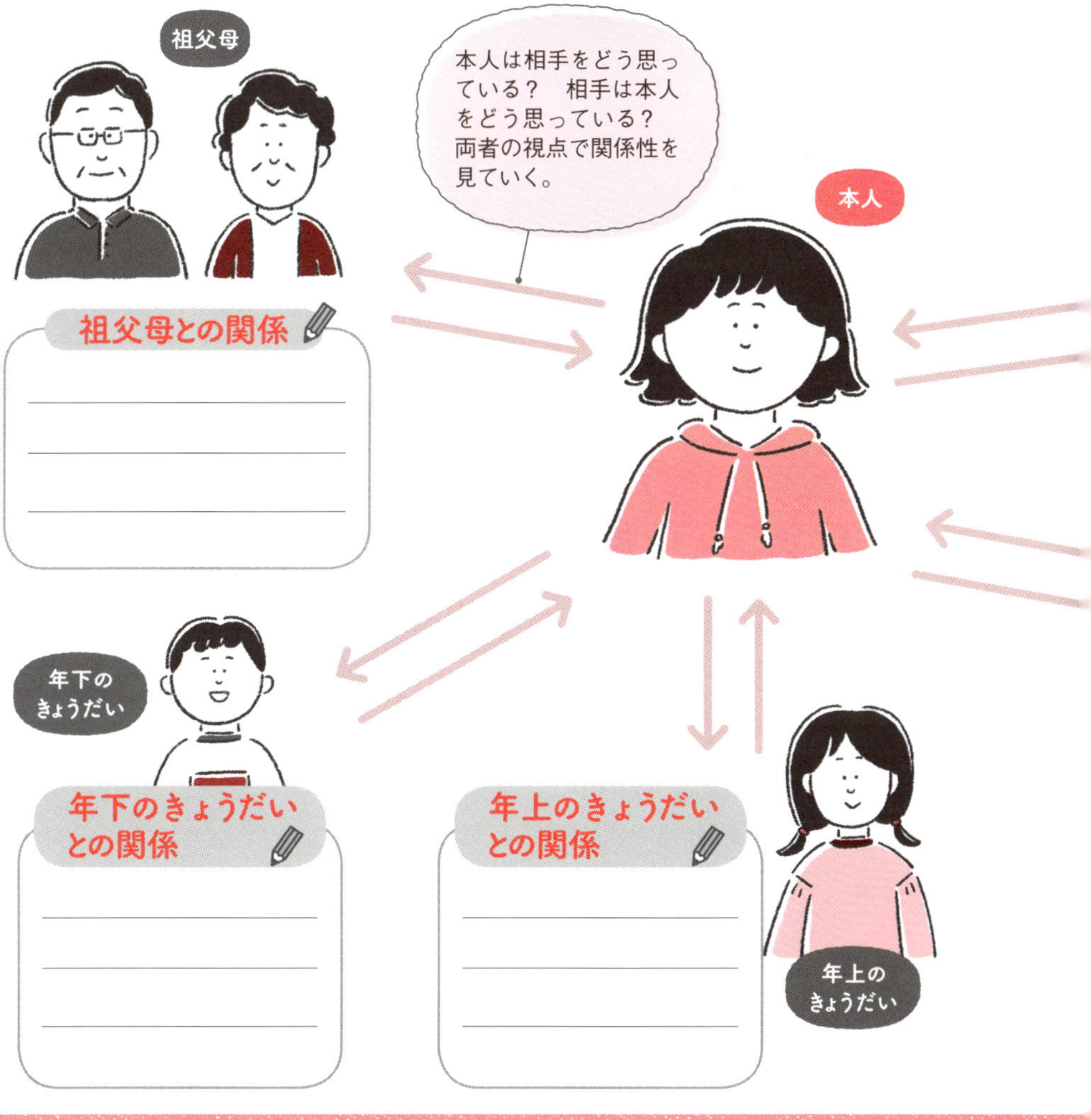

ふり返り
ポイント
4

子どもをとり巻く環境をどのくらい把握していますか？

年齢が上がると信頼は親より友だちへ

思春期は子どもが親から独立しようとする時期です。親から離れ、同世代の仲間とさまざまな活動に参加し始めます。親の価値観より仲間の価値観を重視するようになり、悩みや困りごとを友だちに相談するようになります。親はだんだん子どものことが把握できなくなっていきます。

ほかの人には言えない本音を話せることがあるか

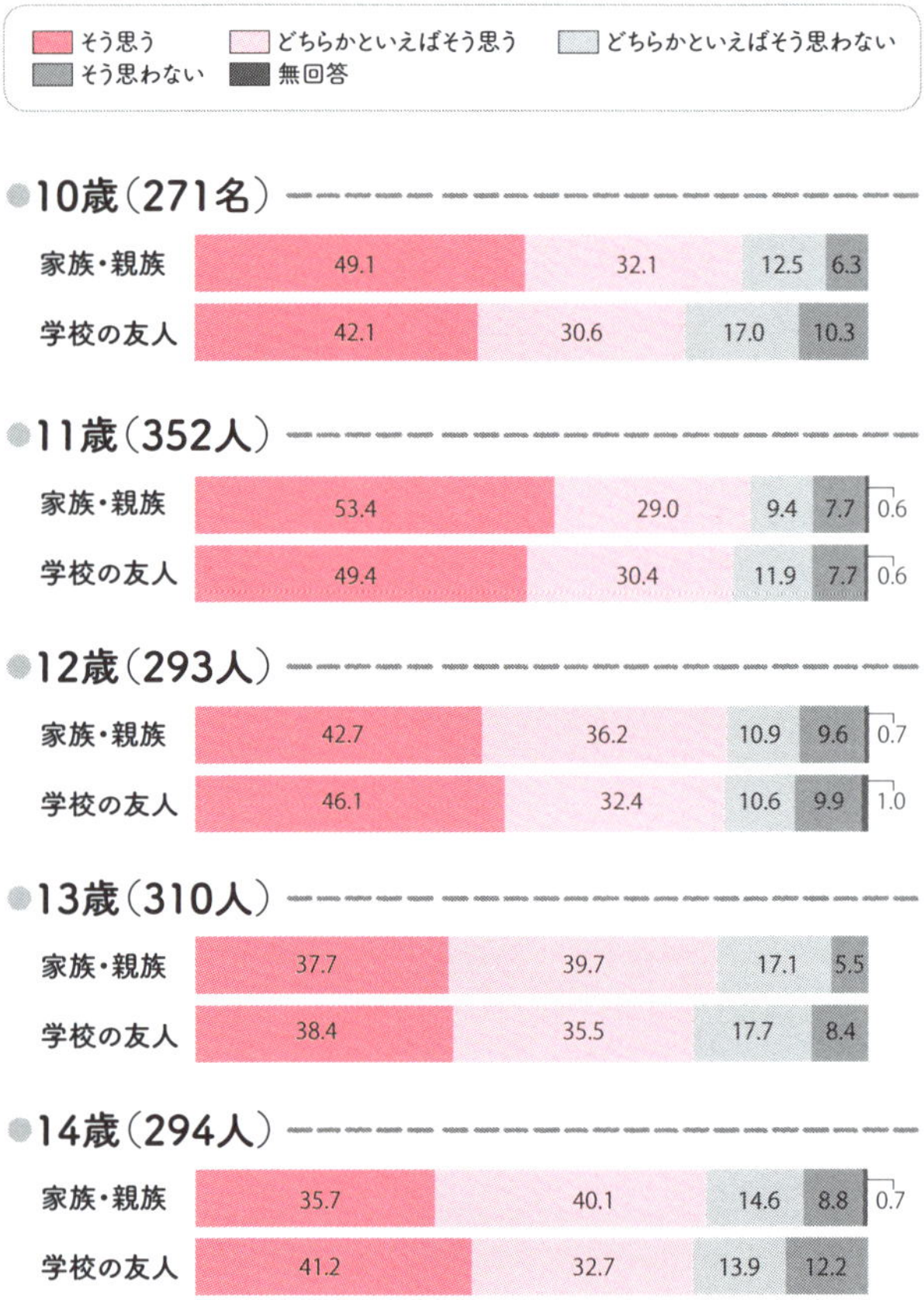

そう思う
どちらかといえばそう思う
どちらかといえばそう思わない
そう思わない
無回答
10歳（271名）
家族・親族 49.1 32.1 12.5 6.3
学校の友人 42.1 30.6 17.0 10.3
11歳（352人）
家族・親族 53.4 29.0 9.4 7.7 0.6
学校の友人 49.4 30.4 11.9 7.7 0.6
12歳（293人）
家族・親族 42.7 36.2 10.9 9.6 0.7
学校の友人 46.1 32.4 10.6 9.9 1.0
13歳（310人）
家族・親族 37.7 39.7 17.1 5.5
学校の友人 38.4 35.5 17.7 8.4
14歳（294人）
家族・親族 35.7 40.1 14.6 8.8 0.7
学校の友人 41.2 32.7 13.9 12.2

出典：こども・若者の意識と生活に関する調査（令和４年度）令和５年３月 内閣府

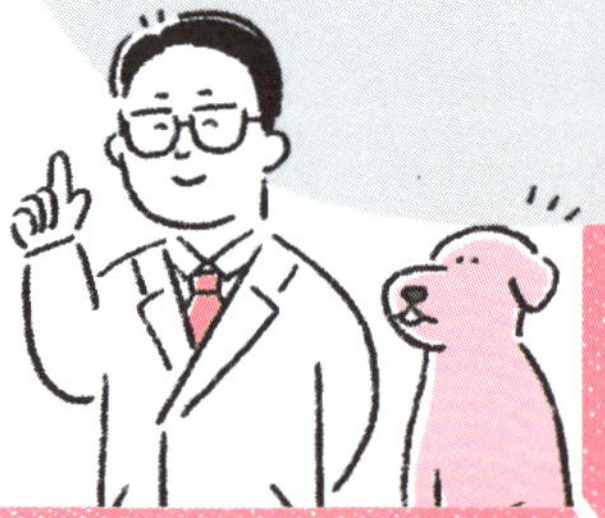

直接介入より、観察しながら見守る

心配だからといって子どもの生活を詮索したり、必要以上に介入したりすると子どもは親を拒絶し、親子の信頼関係が壊れてしまいます。子どものプライバシーを尊重しつつ、日常的な様子を観察するスタンスが大切です。この年齢ではとくにお金の使い方や友人関係の変化には注意しましょう。過度に干渉せず、だからといって完全放任するのではなく、適度な距離を保ちながら見守る姿勢を心がけてください。

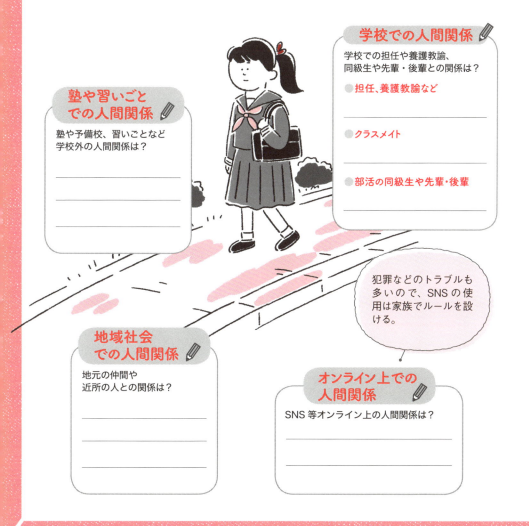

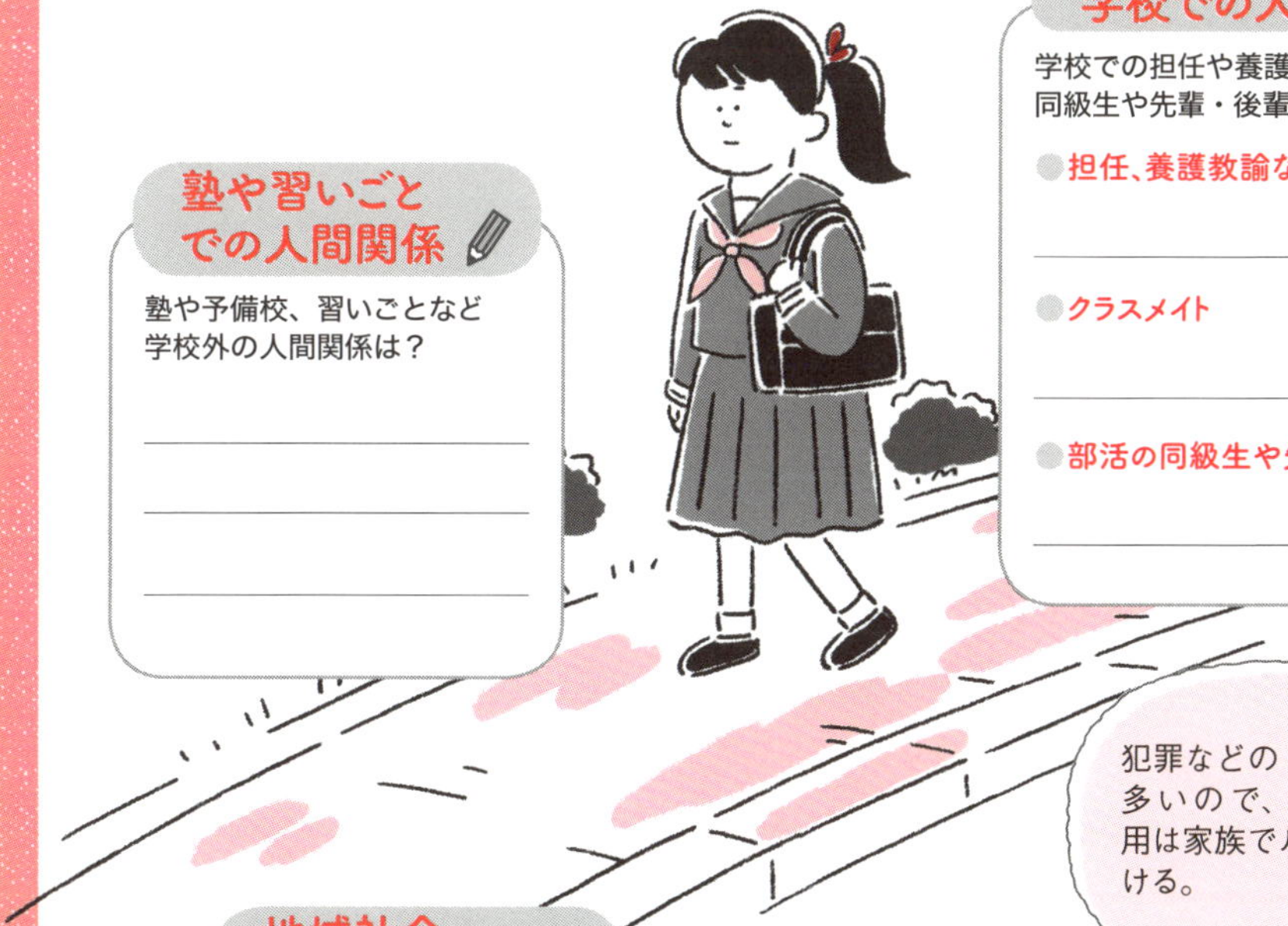

学校での人間関係

学校での担任や養護教諭、
同級生や先輩・後輩との関係は？

- 担任、養護教諭など

- クラスメイト

- 部活の同級生や先輩・後輩

塾や習いごとでの人間関係

塾や予備校、習いごとなど
学校外の人間関係は？

地域社会での人間関係

地元の仲間や
近所の人との関係は？

犯罪などのトラブルも多いので、SNSの使用は家族でルールを設ける。

オンライン上での人間関係

SNS等オンライン上の人間関係は？

ふり返りポイント
5

家にいるとき、おもにどこで過ごしていますか？

家族の気配を感じられる場所にいるか

ゲームをしたり、ゴロゴロしたり、子どもがなにをするともなく過ごしている場所はどこですか？　家族の気配を感じる場所で過ごしているか、自室にこもりきりかをふり返ってみましょう。また、親がリビングで在宅勤務をしていると、仕事の緊張感が伝わり、リラックスできなくなることもあります。

家庭内での子どもの居場所は？

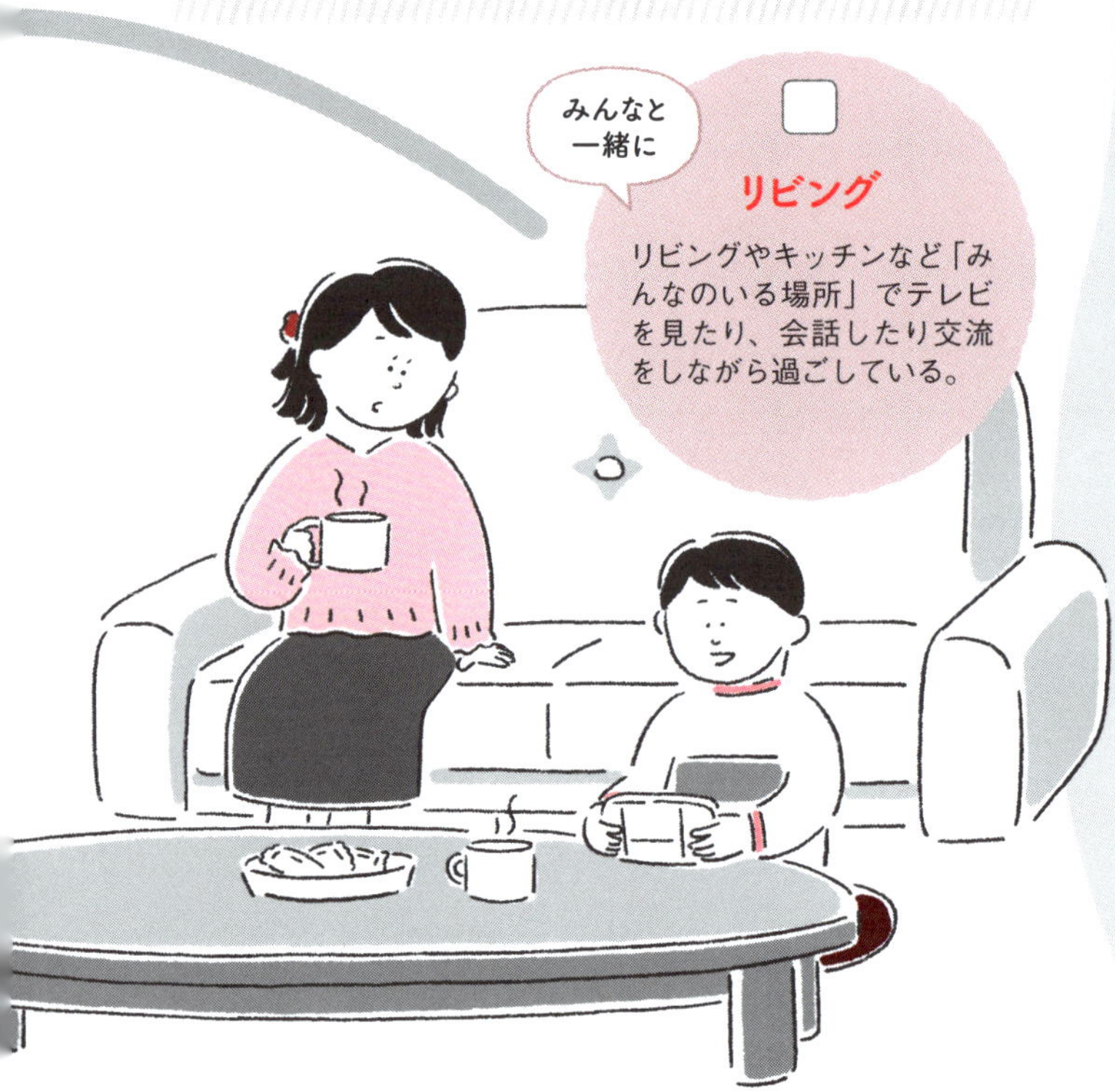
みんなと一緒に
□
リビング
リビングやキッチンなど「みんなのいる場所」でテレビを見たり、会話したり交流をしながら過ごしている。

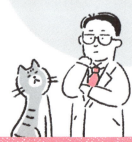

家にいるとき、リビングなどみんなといる場所にいるのか、ドアを閉めて部屋にこもっているのかなど、おもにどこで過ごしているかをふり返ってみる。家が安心できる場所になっているかの目安になる。

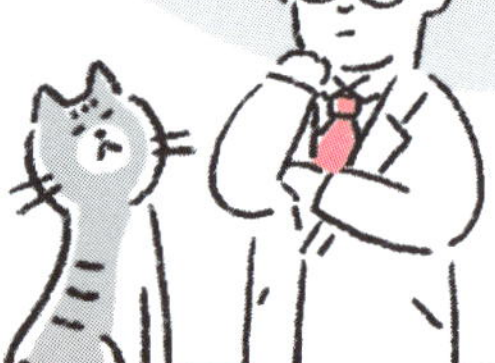

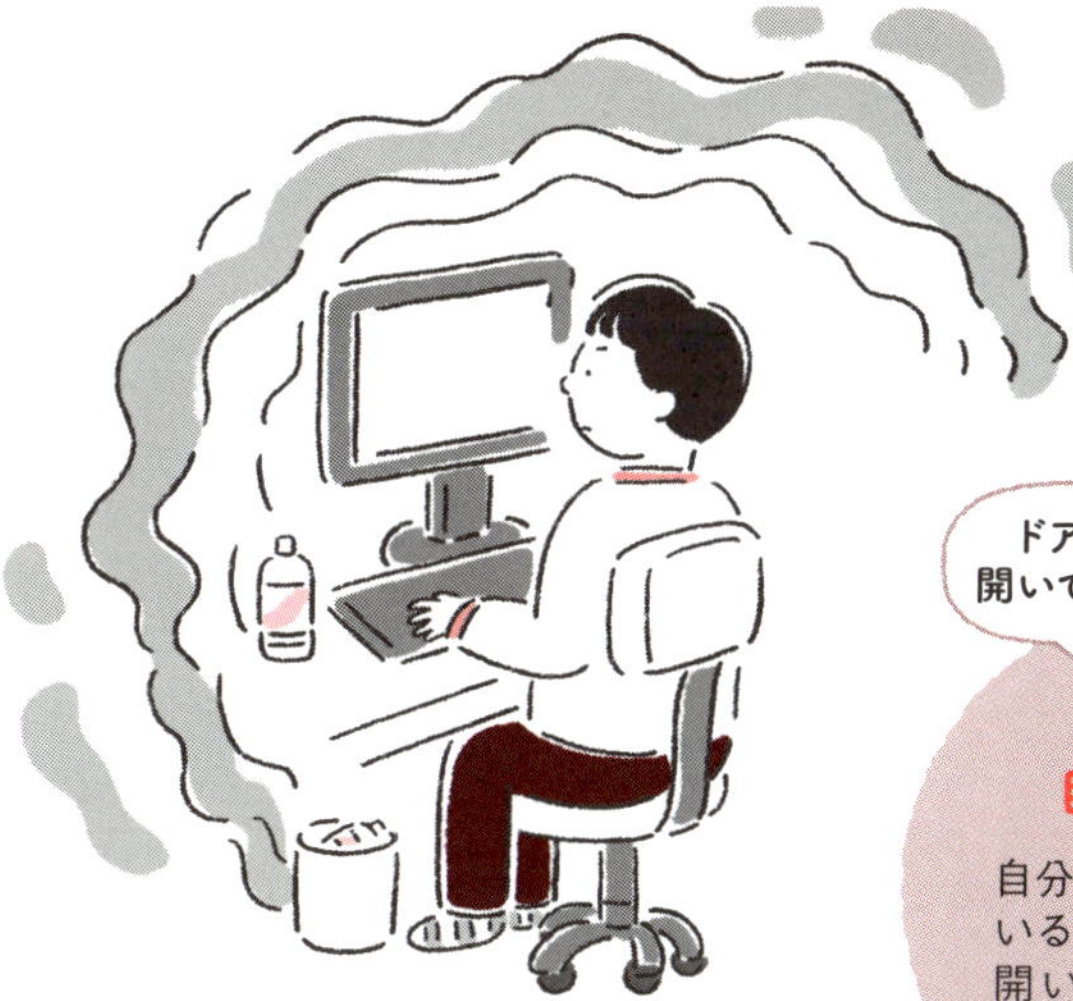

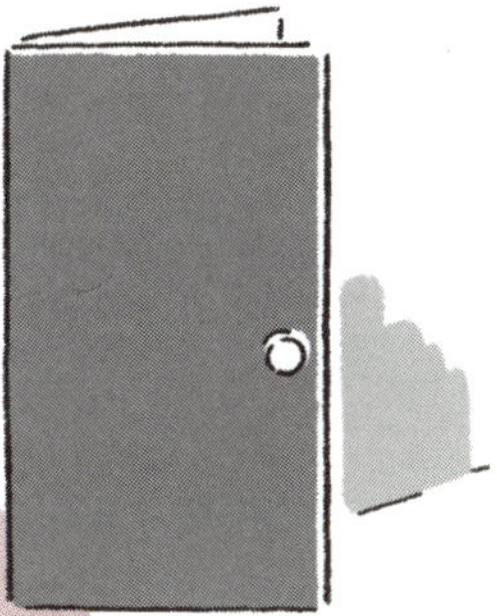

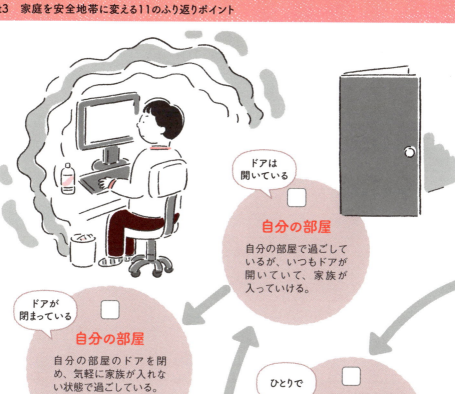

ドアは
開いている

□ **自分の部屋**

自分の部屋で過ごしているが、いつもドアが開いていて、家族が入っていける。

ドアが
閉まっている

□ **自分の部屋**

自分の部屋のドアを閉め、気軽に家族が入れない状態で過ごしている。

ひとりで

□ **リビング**

リビングやキッチンで、ひとりで過ごしていることが多い。誰かがやってくると、移動してしまう。

ひとりで

□ **家のなかの静かな場所**

家のなかであまり人がこない、きょうだいなどにも邪魔されない場所でひとりで過ごしている。

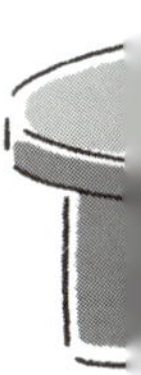

ダラダラした時間も大切

とくに発達の問題を抱えている子は、外では緊張状態が続いている。学校などで受けるストレスを解消するため、家でゴロゴロしながらゲームをするようなダラダラした自由時間も必要。

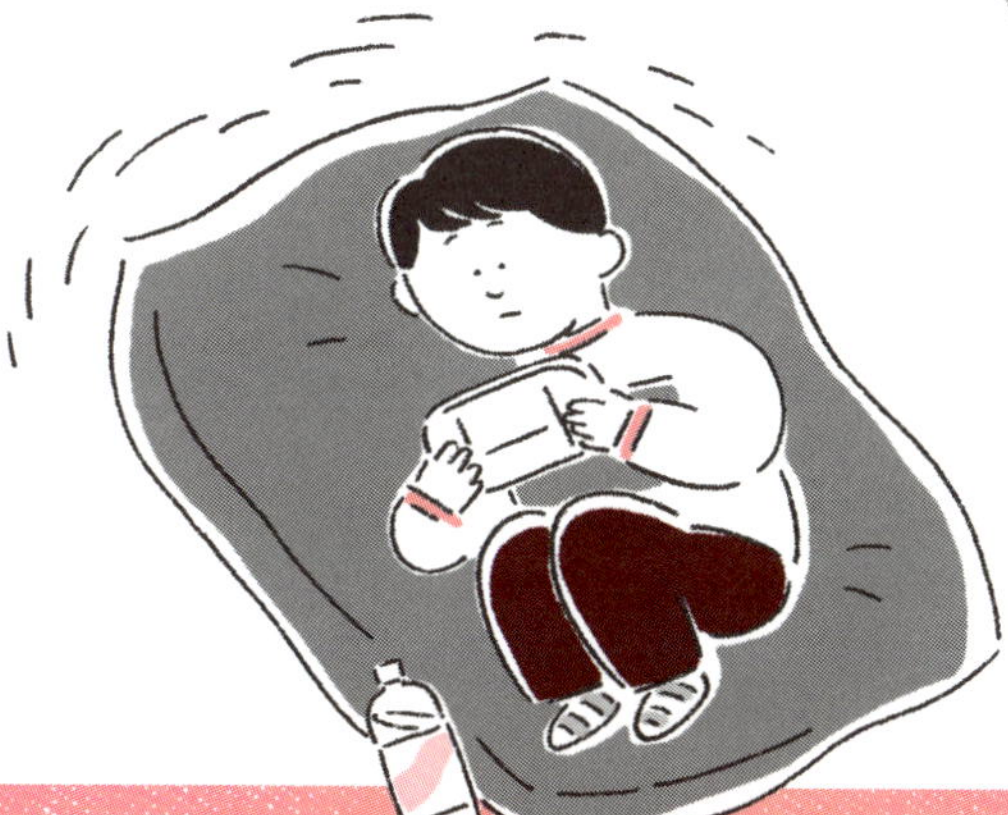

ふり返りポイント

6

最近、子どもに どんな声掛けをしましたか？

つい言ってしまうセリフが虐待に当たる？

つい子どもに言ってしまうセリフのなかに、本人を追い詰めてしまう言葉はないでしょうか。虐待は暴力やネグレクトだけではありません。親同士の口論、厳しすぎるしつけは、子どもの心を深く傷つける心理的虐待に当たります。

日頃かけている言葉をチェックしてみましょう。

感情的

そのときの気分で態度を変え、自分の感情をそのままぶつける。怒りだけでなく、ポジティブな感情も含めて、コロコロ態度が変わると、子どもの情緒は安定しない。

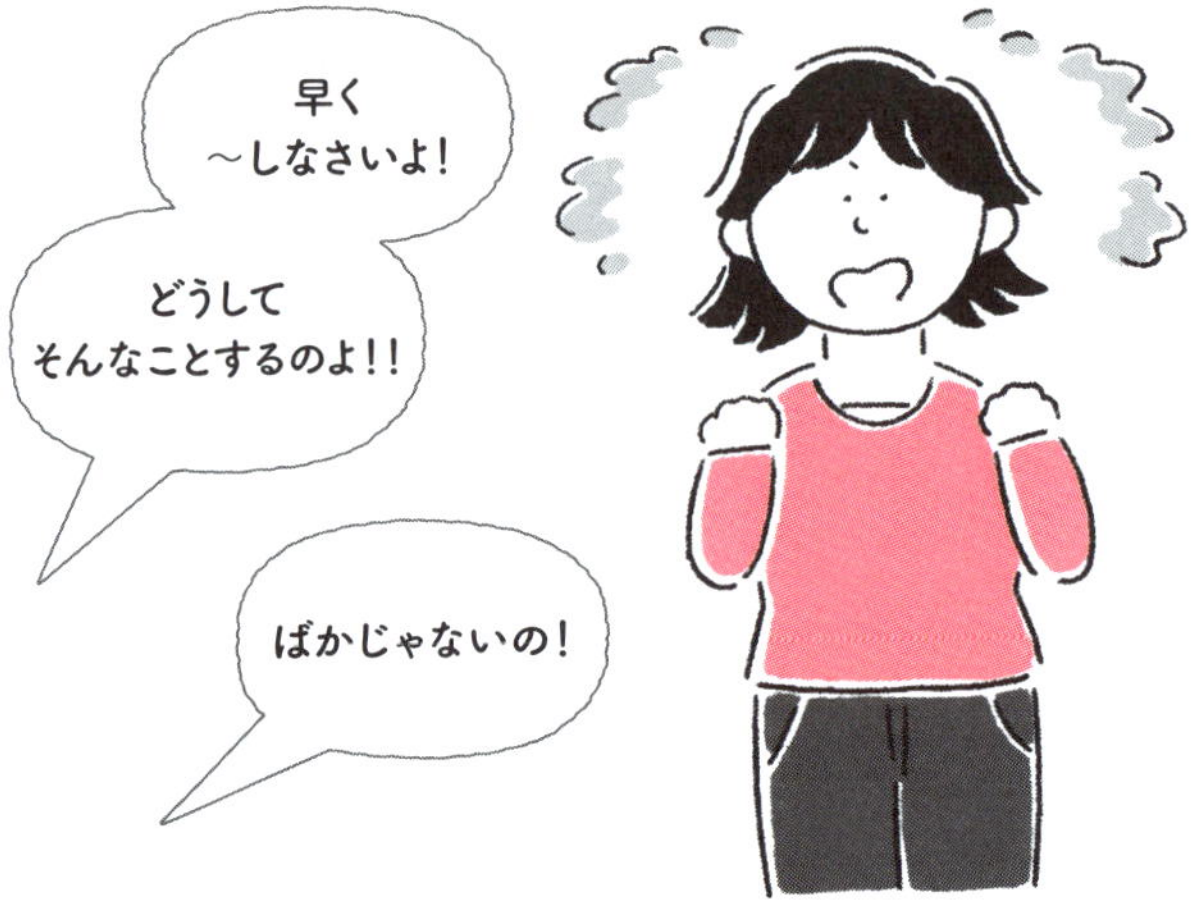
早く
～しなさいよ！
どうして
そんなことするのよ！！
ばかじゃないの！

感情表出の高い「高 EE 家族」

高 EE（Expressed Emotion）とは、家族が精神疾患の患者さんに示す強い感情表出のこと。統合失調症の研究から始まり、感情的な家族のいる環境で再発リスクが高まることがわかっています。

ほかの精神疾患でも関係性や病状を悪化させることがあります。

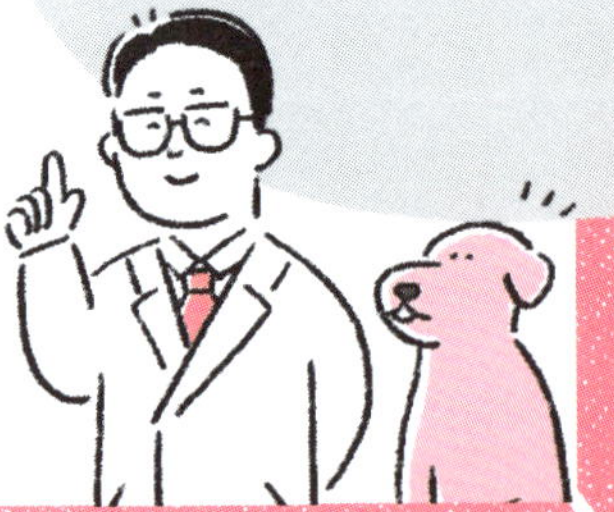

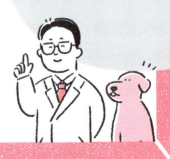

NG
大声を出す

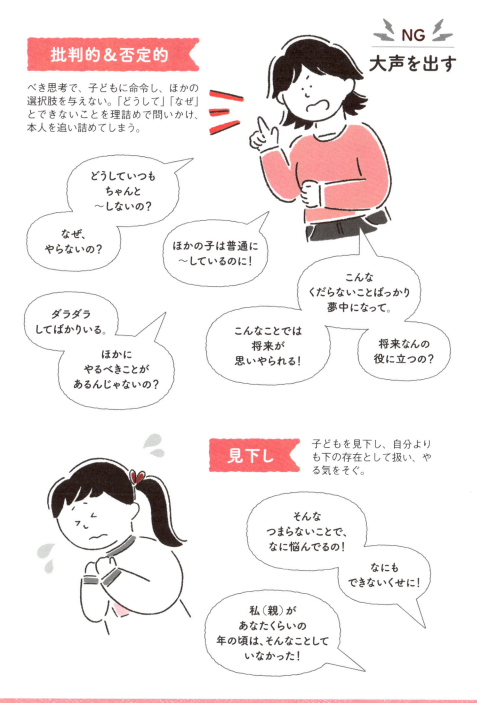

批判的＆否定的

べき思考で、子どもに命令し、ほかの選択肢を与えない。「どうして」「なぜ」とできないことを理詰めで問いかけ、本人を追い詰めてしまう。

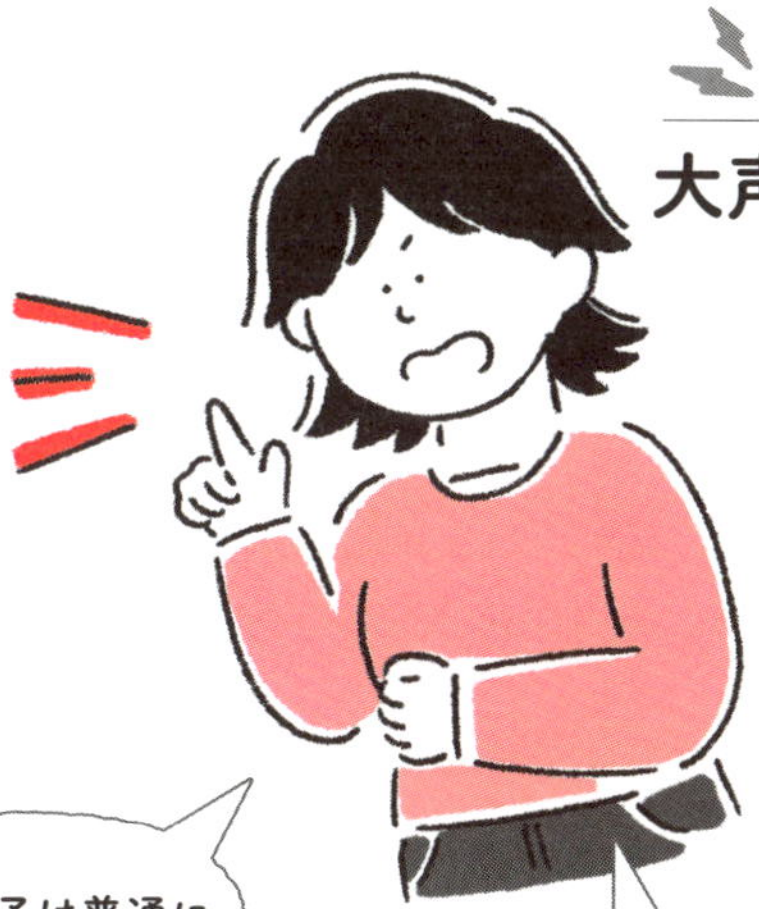
どうしていつもちゃんと～しないの？
なぜ、やらないの？
ほかの子は普通に～しているのに！
こんなくだらないことばっかり夢中になって。
ダラダラしてばかりいる。
ほかにやるべきことがあるんじゃないの？
こんなことでは将来が思いやられる！
将来なんの役に立つの？

見下し

子どもを見下し、自分よりも下の存在として扱い、やる気をそぐ。

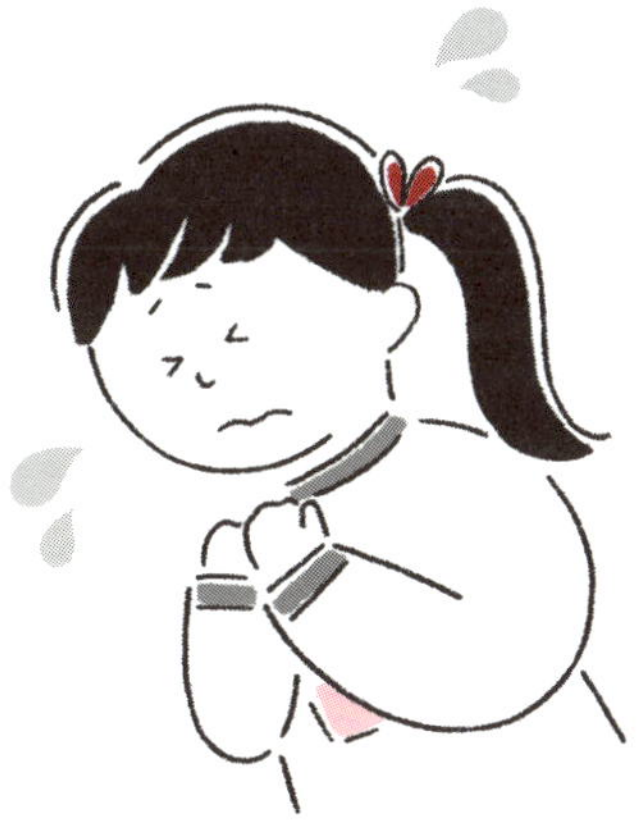
そんなつまらないことで、なに悩んでるの！
なにもできないくせに！
私（親）があなたくらいの年の頃は、そんなことしていなかった！

NG

ため息をつく

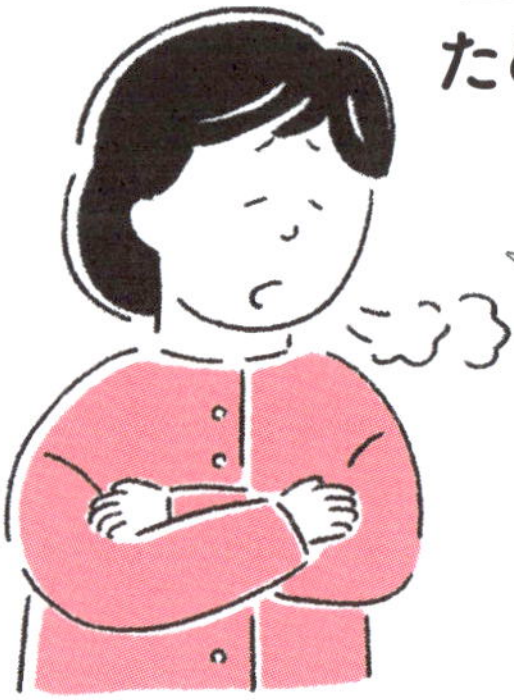

決めつけ

子どものしていることをよく見ずに決めつけるような言動は、自己肯定感を低下させ無力感を増大させる。

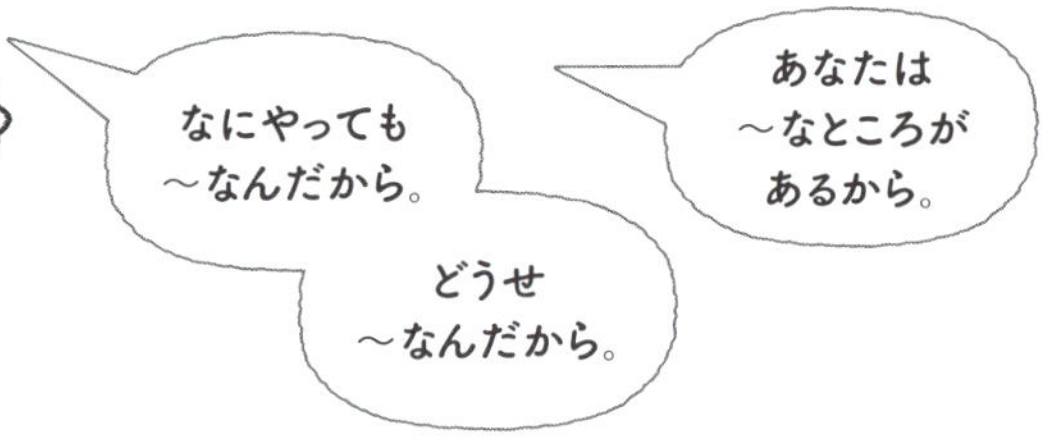
なにやっても～なんだから。
どうせ～なんだから。
あなたは～なところがあるから。

過度な期待

子どもにプレッシャーを与え、過度な努力を強いたりすると、挑戦を避けるようになる。

きょうだいとの比較

きょうだいとを比較し、蔑むような言葉は、劣等感を助長させ、本人の個性を親が否定することになる。

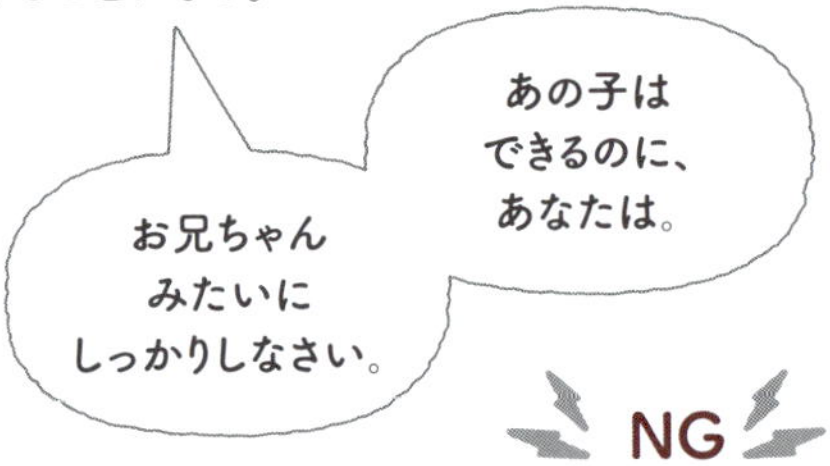
あの子はできるのに、あなたは。
お兄ちゃんみたいにしっかりしなさい。

NG

ものに当たる

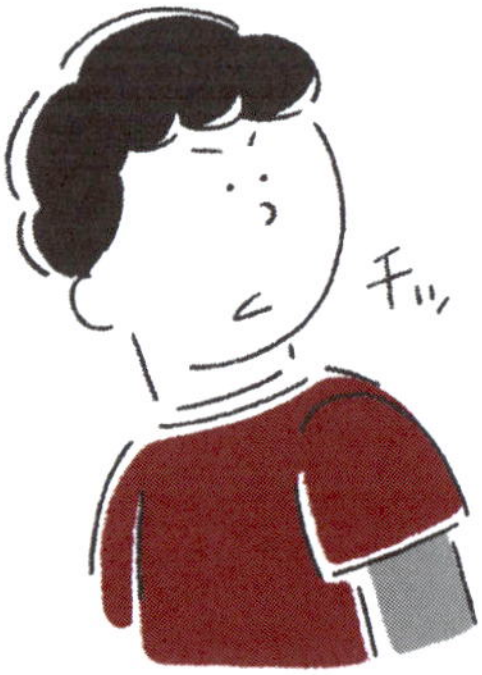
チッ

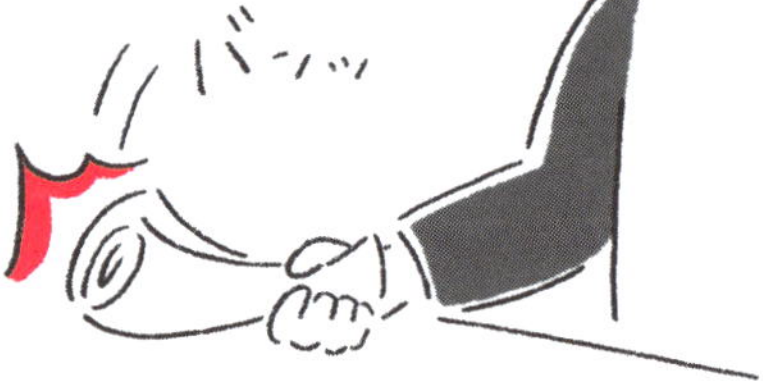
バーンッ

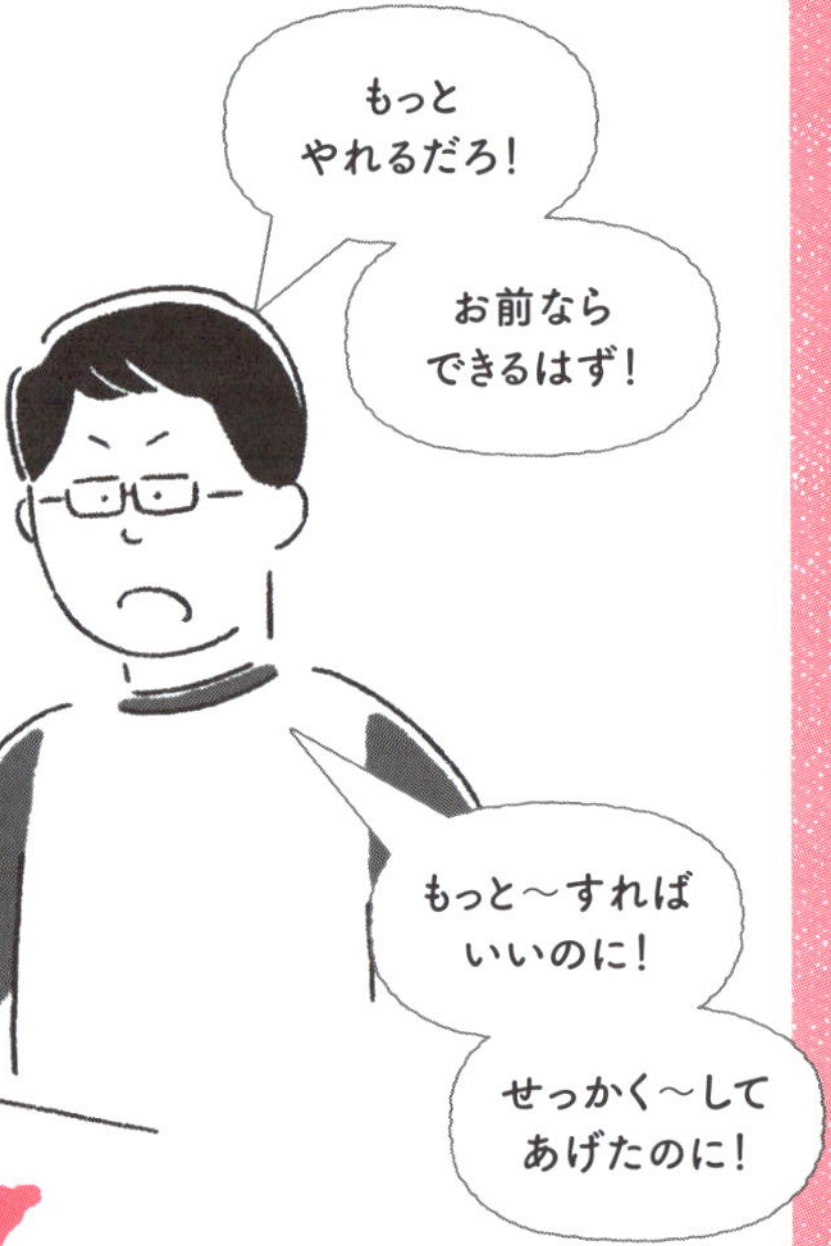
もっとやれるだろ！
お前ならできるはず！
もっと～すればいいのに！
せっかく～してあげたのに！

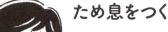

いらだち

イライラした口調で、お仕着せがましい態度で問題を指摘すると、子どものモチベーションが低下。罪悪感を覚えるようになることも。

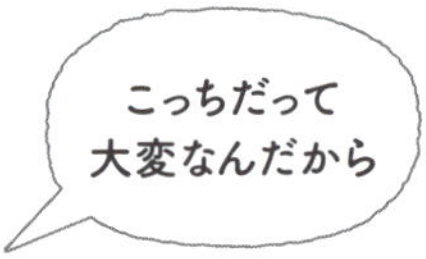
こっちだって大変なんだから

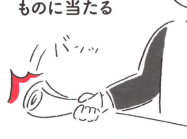

本当に「あなたのため」？
教育虐待に注意

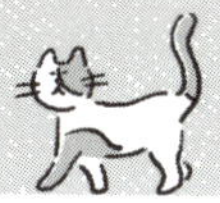

教育への過熱が
教育虐待につながる

受験には、親のサポートが必要ですが、過熱する受験競争に、親のほうが熱心になりすぎて「教育虐待」につながるケースも増えています。

教育虐待とは、子どもの教育に過干渉し、子どもの心身に悪影響を与える行為を指します。

子どもの許容量を超えた学習の強要、子どもの興味や適性を無視した進路決定、また成績がふるわないと罵倒したり。「一番でなければダメだ」「なぜ満点がとれなかった」と叱責するというケースもあります。

成人してからも
うつに苦しむ人がいる

こうした親からの心理的虐待は、本人の自尊感情を著しく低下させます。皮肉なことに、学習意欲を低下させ、学力が低下していくこともあります。

さらに、後からさまざまな問題を引き起こす恐れもあります。激しい暴力や暴言、万引きなどの非行、摂食症、不登校やひきこもりの引き金にもなりがちです。

成人後も、うつなどに苦しみ続ける人もいます。

実際、小児期に言葉の暴力をくり返し受けると、脳の発達に悪影響を及ぼすことがわかっています。脳の効率的な情報伝達網を阻害し、知能や理解力の発達にダメージを与えます。

「どうせわからない」と
思っていない？

親は子に、つい「あなたのため」と言ってしまいがちです。その言葉の裏には「どうせあなたにはわからないから、私の言うことを聞きなさい」という気持ちがありませんか？

意志を抑圧され、自我の芽を摘まれてしまうと、自己形成に影響を及ぼします。

親の理想を押しつけていないかふり返ってみましょう。

ふり返りポイント

7

日常的な会話のやりとりはありますか？

ポジティブな言葉で関係性を変える

思春期は、親に対して距離を置きたがる時期です。でも、親がコミュニケーションを諦めてはいけません。子どもに無関心になったり、無視したりすることは虐待の一種です。なお、声掛けはポジティブな表現を心がけましょう。親の言葉の変化を、子どもは敏感に感じとり、心の状態も変化します。

直接対話以外の声掛けも検討

直接の会話が減りがちなら、LINE などを通じて声掛けをしてみるのもよい。親子の会話のチャンネルが増える。子どもにとってはかえって話しやすいことも。

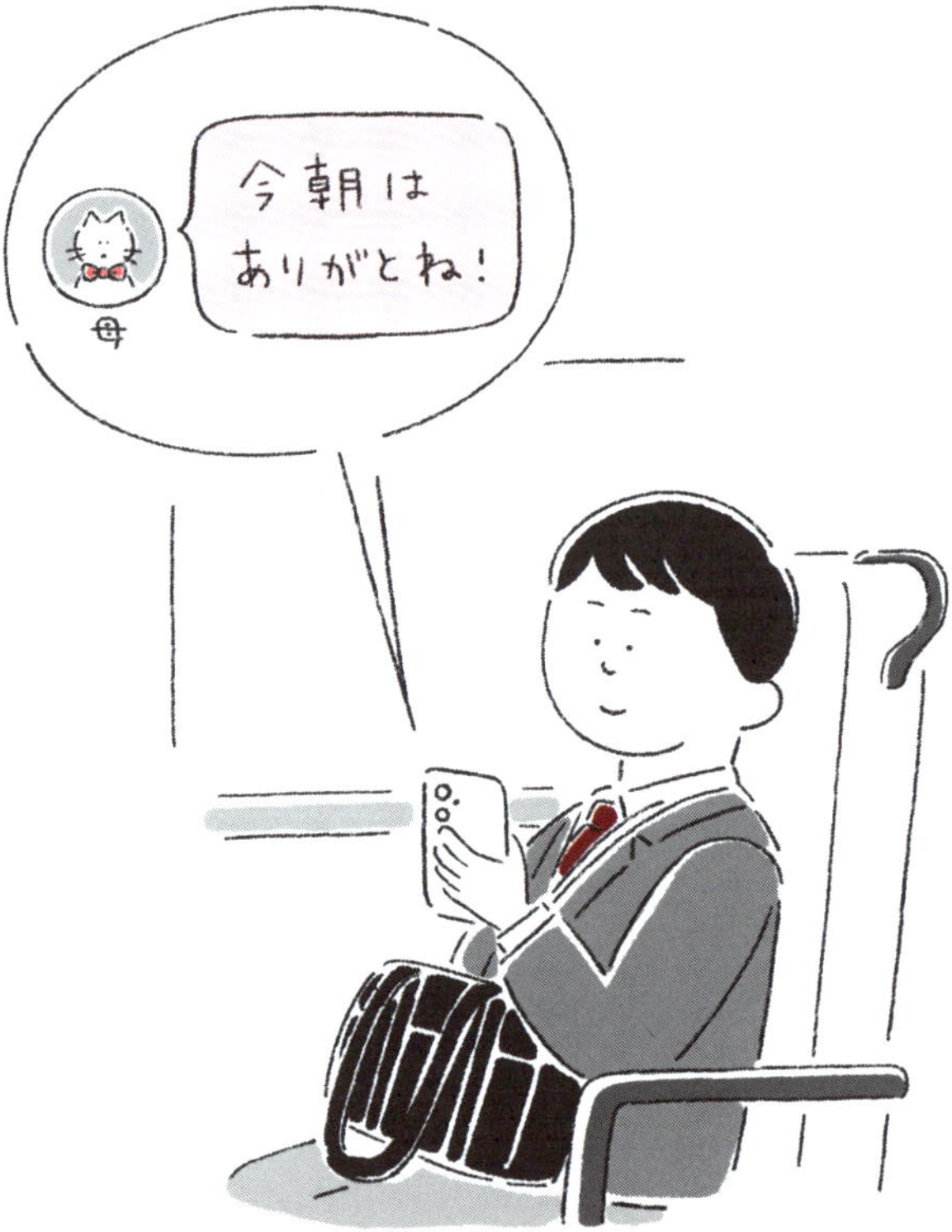

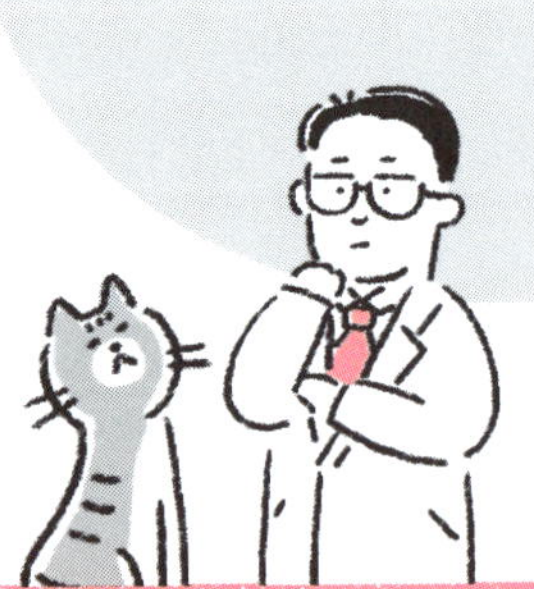

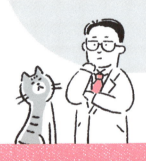

ポジティブ声掛けリスト

家族でポジティブなひと言！　声掛けで家庭環境もよくなります。

日常の声掛け

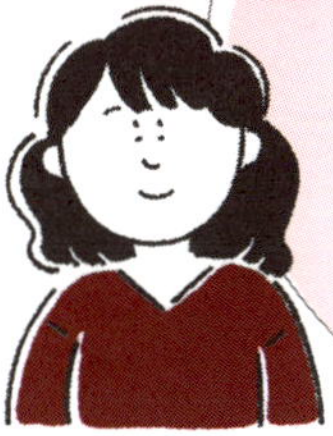

「おはよう」「いってらっしゃい」
「気をつけて」「今日は～な日だね」
「いってきます」「おかえり」「お疲れさま」
「待っていたよ」「お茶いれたよ」
「ごはん食べよう」「お風呂わいたよ」　など

感謝の声掛け

「ありがとう」「うれしい」
「楽しいね」「助かったよ」
「いてくれるから安心だよ」
など

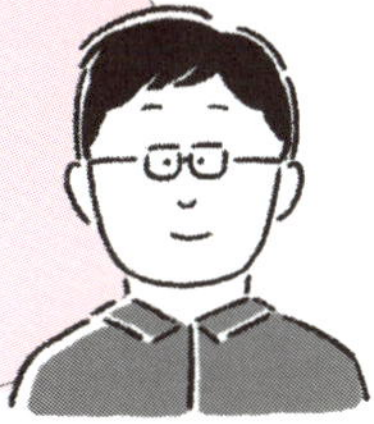

ほめの声掛け

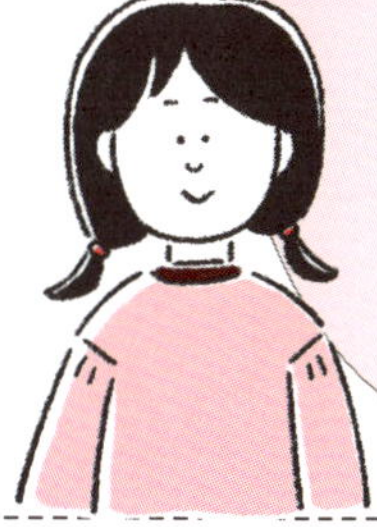

「すごいね」「やったね」「さすがだね」
「がんばったね」「上手だね」
「あなたならではだね」
「もうかなわないな」「うまくなったね」
「えらいね」　など

ふり返りポイント

8

子どもが自立する機会を奪っていませんか？

子どもの自立心をつぶさないで

親の正論や心配が、子どもの自立心をくじいてしまうことがあります。過干渉になっていないか注意しましょう。ただ、神経発達症の傾向がある子の場合、親が手をかけざるを得ない場合もあります。年齢と子どもの発達の程度を考えながら関わることが大切です。

過干渉

心配で放っておくことができない。本人が自己表現する前に感情を言葉になおす。よかれと思って、本人の状態をよく観察せず一方的に励まし続ける。

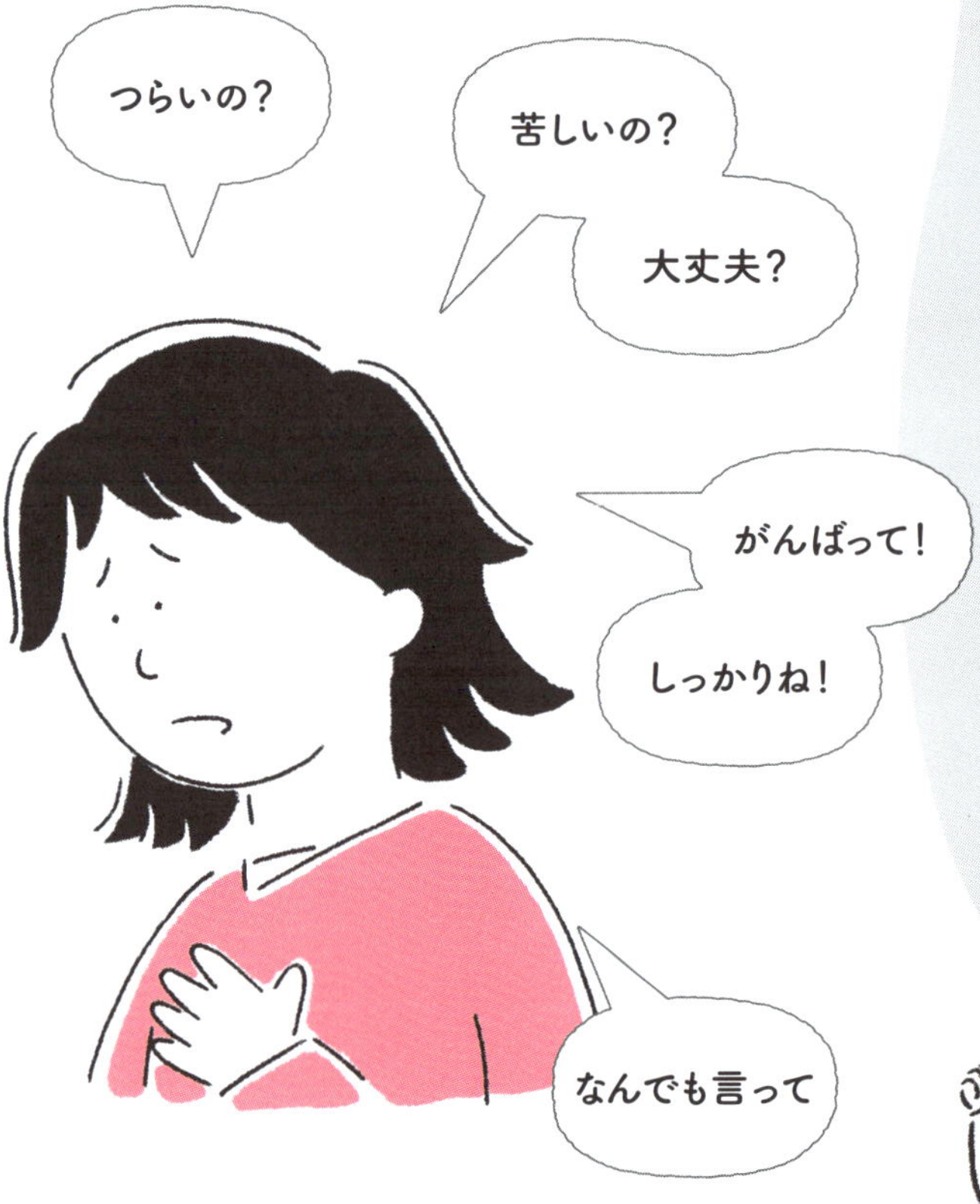

つらいの？
苦しいの？
大丈夫？
がんばって！
しっかりね！
なんでも言って

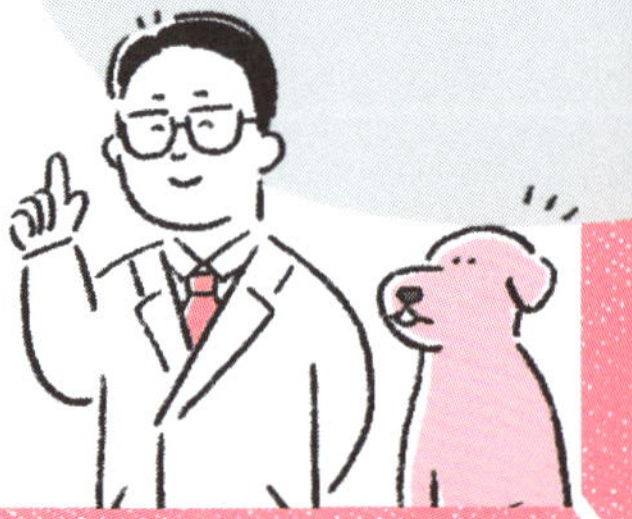

失敗させまいという気持ちを抑えることも大事

人は経験から先を予測します。子どもに対して「好きな道を選べばいい」と言いつつ、子どもが決めたことに反対し、無理やり「失敗しない道」「親がよかれと思う道」を選ばせたがります。しかし人は自分で選択し、失敗することで自分の限界や能力を知り、困難を乗り越えていきます。そして挫折から立ちなおるレジリエンスも高められます。

親にも、子どもの失敗を前向きに受け止める姿勢が欠かせません。

感情の混同

本人の感情を尊重せず、自分の感情をまるで本人の感情のように口にする。

えーどうしよう！
大変なことだよ！

それはとても
ひどいことだよ！

そんなの
恥ずかしい！

ぜんぜん
たいしたことないよ！

先回り

本人を急かし、先回りしてやることをすべて指示する。思考ややる気、自己効力感を奪ってしまう。

だったら〜して
〜しなさい！

〜して〜して
〜すればいいでしょ！

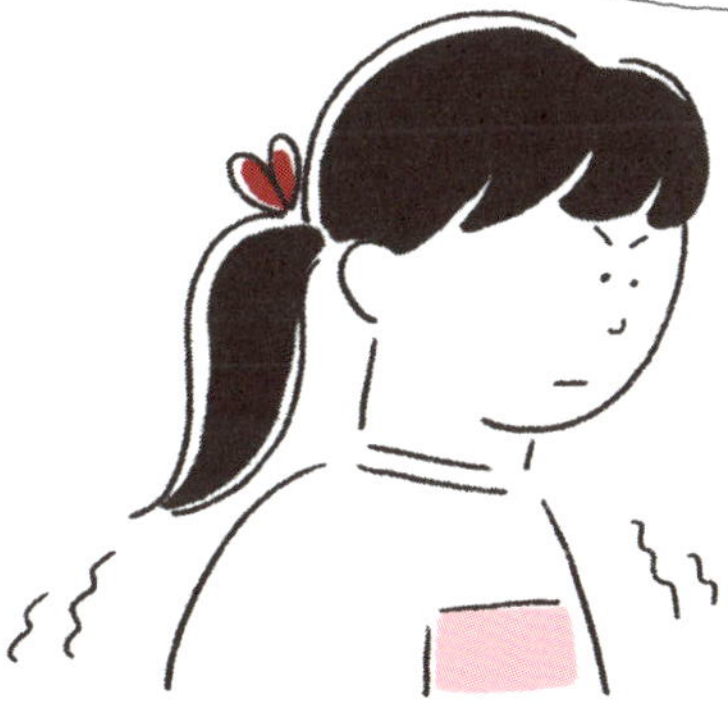

自分を表明できなくなる

本人は自分の考えや感情を表明することができず、ストレスを感じる。最初は抵抗していても、日常化すると自分を表現できなくなる。次第に、感情は動かず、思考も働かなくなる。

自己の押し付け

自分の方法論を自明のことのように本人に伝え、それ以外の選択肢を許さない。

ママだったら
〜するよ！

〜するのが
当たり前じゃない！

ふり返り
ポイント
9

親子関係はうまくいっていますか？

親子関係が自立の妨げになることがある

友だちのように仲の良い親子は、一見理想的かもしれません。しかし、養育する側とされる側、それぞれの立場は同じではありません。その立場の違いが、自立したいという気持ちを促します。一方、親に対して絶対服従を強いる、逆に親が子どもの言いなりになるという関係も、自立の妨げになります。

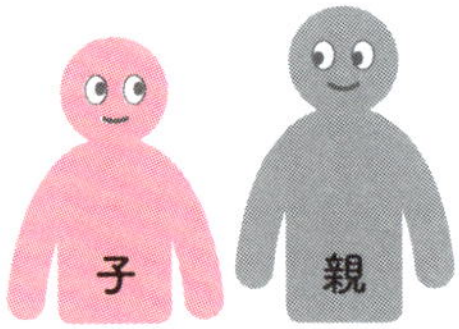

友人のように仲良しで対等な存在だと、子どもは親に反発し、距離を置き、自立することができない。

対等

NGな親子関係

子が絶対上

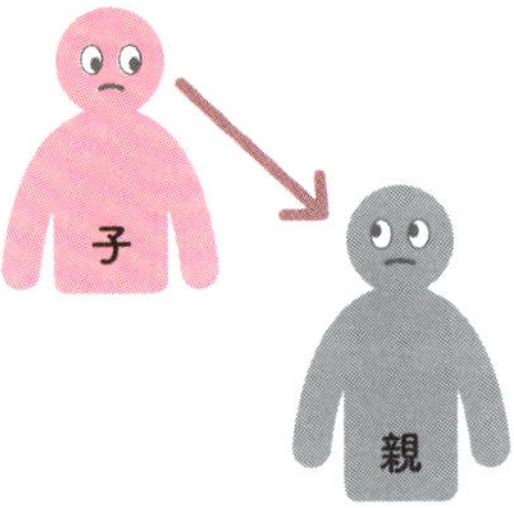

子どもの機嫌をとり、要求に応じ、自主性に任せきりは、たんなる過保護。規範を示すのも親の役割。

親が絶対上

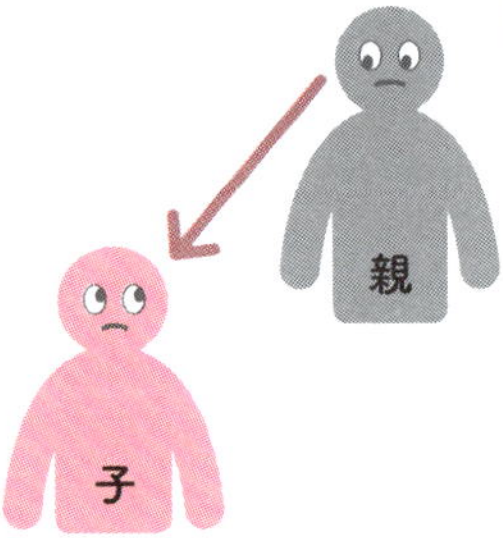

親が子どもを尊重せず、一方的な態度で接する。子どもは自立の機会を奪われる。

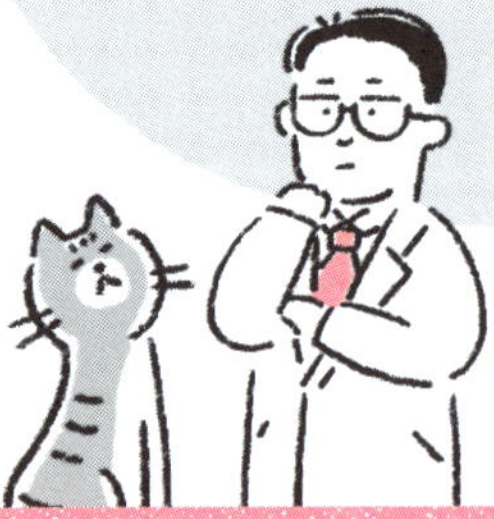

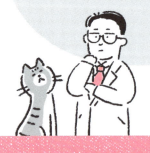

困ったときに、相談に乗れる関係をつくる

子どもの抑うつ・不安が強いとき、子どもの感情に同調したり、ふり回されたりしていると、子どもの気持ちも安定しません。どっしり構え、見守り、不安を受け止めるよう心がけてください。子どもが、家なら休める、家族は自分を見ていてくれる、困ったら相談に乗ってもらえると思えれば、家庭が安全地帯になっているといえるでしょう。「なにがあってもあなたの味方だから大丈夫」というメッセージを伝え続けることが大事です。

OKな親子関係

一貫性のある態度で接する

世間や常識ではなく、親自身がよいこと、わるいことの判断に一貫性をもたせる。親への信頼につながる。

わかったふりをしない

親でもわからないときは「わからない」と言って、子どもに伝える。わかったふりをすると、問題を先送りにしてしまう。

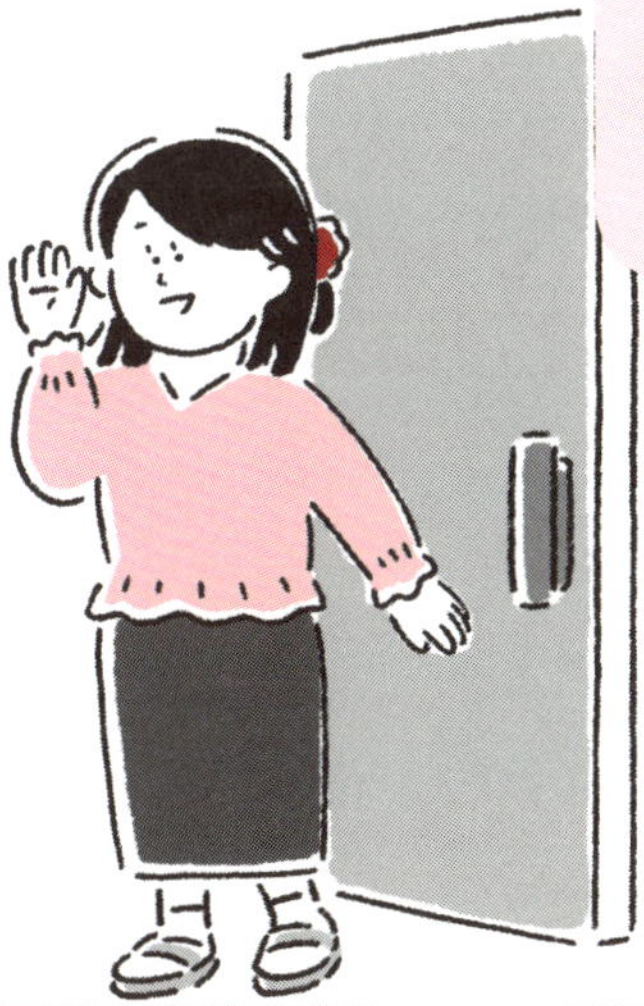

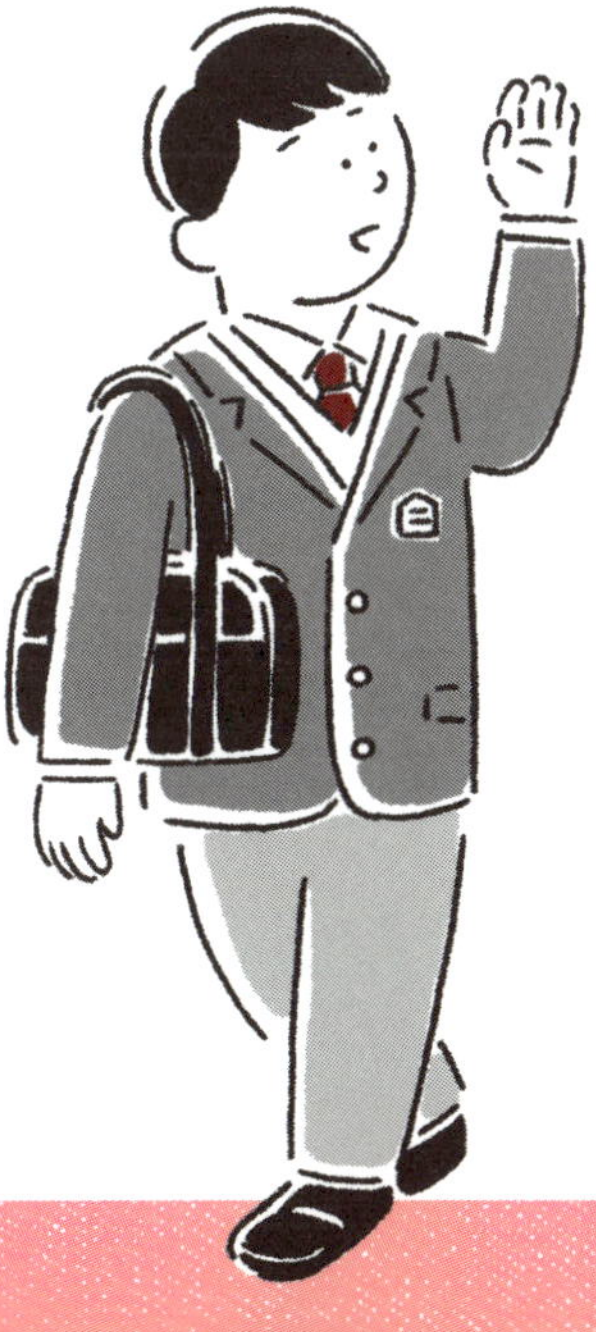

いつでも味方でいる

どんな困難な状況におちいっても、子どもの安全を守り、子どもの味方でいることを示し、伝えていく。

不安があっても本人にぶつけない

子どもの前ではうろたえないようにする。不安があっても子どもにぶつけない。自分自身のメンタルコントロールが大事。

ふり返りポイント
10

「いい子」でいることを求めすぎていませんか？

子どもは親の愛情を得るべく期待に応える

子どもは親の愛情を得るべく、期待に応えようとして、「元気で明るい」「素直ないい子」など望まれている姿であろうとします。とくに感受性の強い子ほど、親の顔色をうかがい、自分への期待を感じとり、親にほめてもらおうとがんばるものです。思春期になると親の期待に沿えず落ち込む子もいます。

期待に応えられる「見せたい自分」

成長とともに　児童期

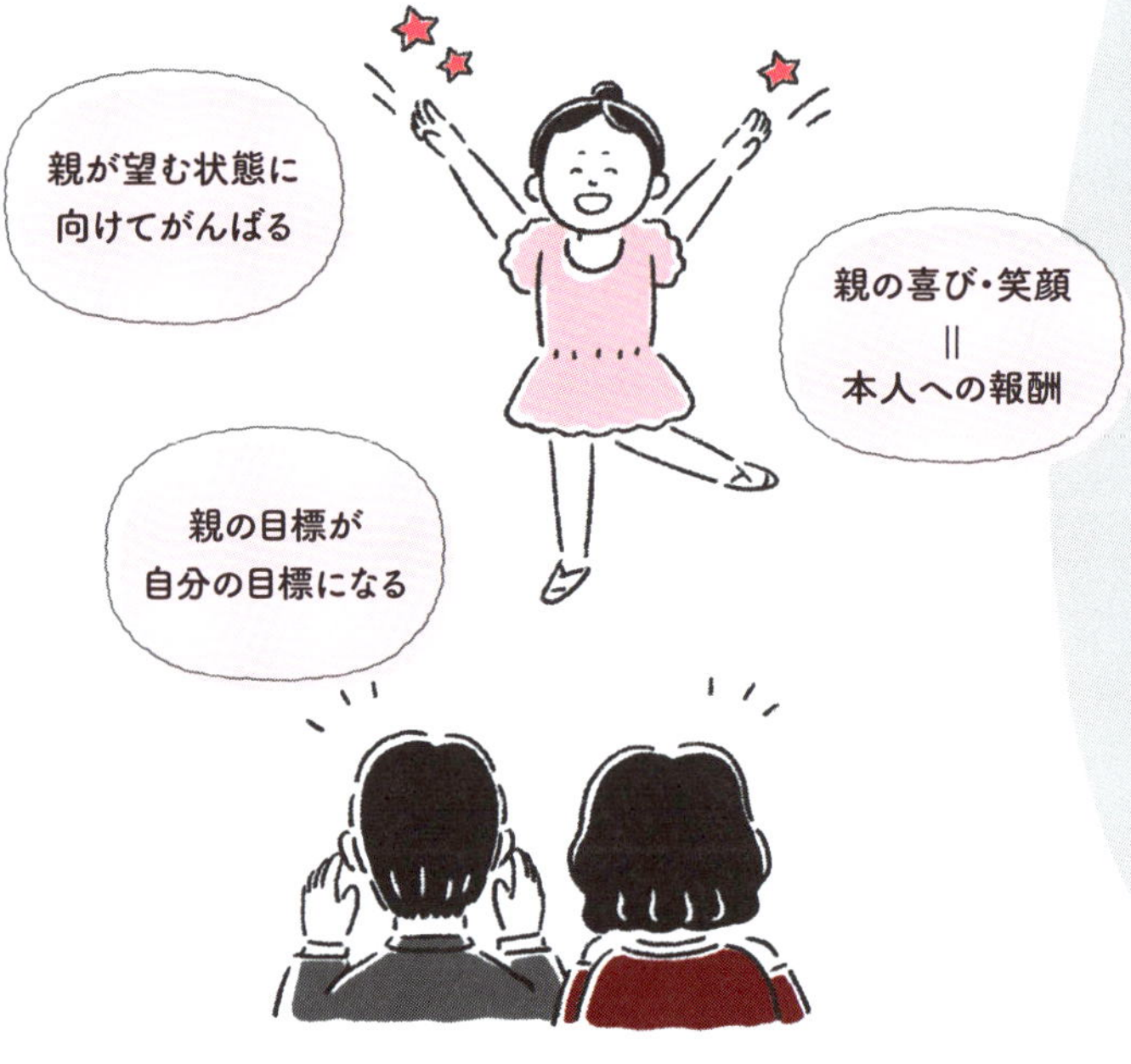

親が望む状態に
向けてがんばる
親の喜び・笑顔
＝
本人への報酬
親の目標が
自分の目標になる

ポジティブな状態を望むもの

親は子どもに、明るく元気、素直で従順、かわいくあってほしいと願う。親が望ましいと思う姿を理想とし、子育てする。

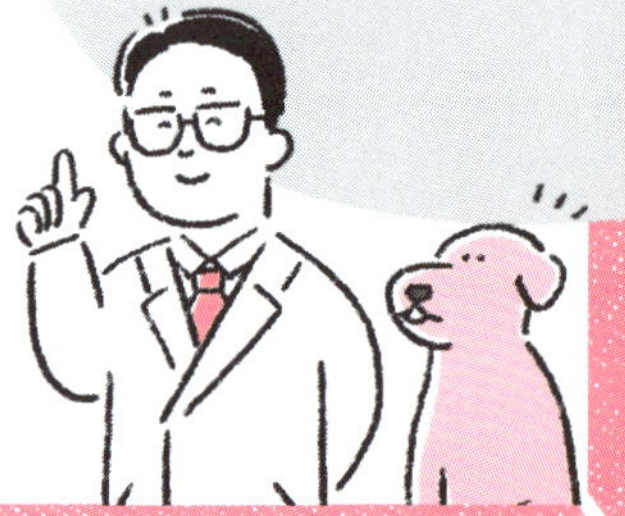

つじつまを合わせようとする子もいる

人はさまざまなことを経験しながら成長します。当然、失敗や挫折も増えていきます。親の期待に応えられないことも出てくるでしょう。「できない自分」に直面すると、現実の自分と理想の自分とのギャップに苦しみます。

大人の前だけでいい子を演じ、陰でまったく別の顔を見せるようになる子もいます。また、理想の自分になろうとがんばりすぎて消耗し、ストレスから抑うつや不安症におちいる子もいます。

期待に応えられない「見せたくない自分」

思春期

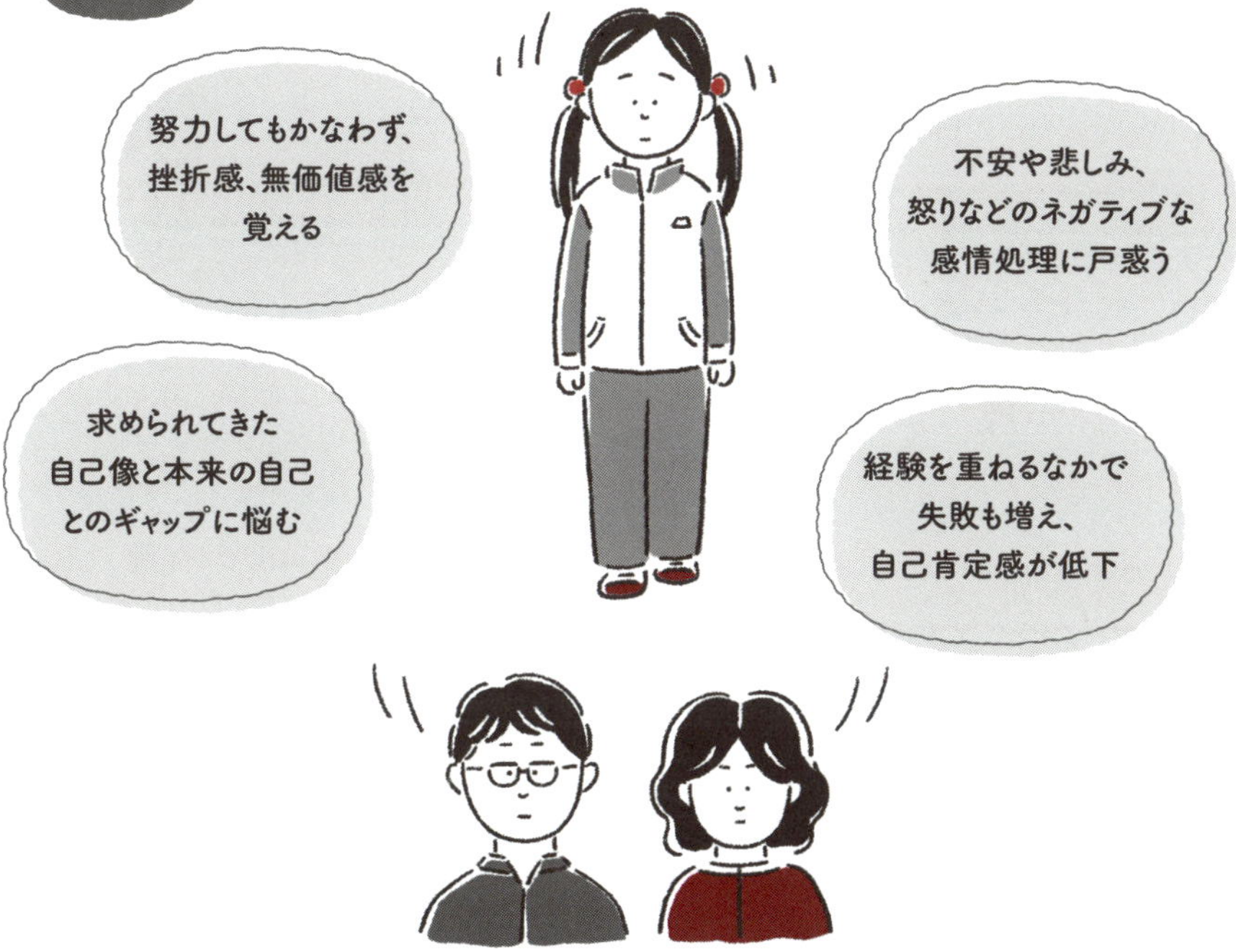
努力してもかなわず、
挫折感、無価値感を
覚える
不安や悲しみ、
怒りなどのネガティブな
感情処理に戸惑う
求められてきた
自己像と本来の自己
とのギャップに悩む
経験を重ねるなかで
失敗も増え、
自己肯定感が低下

ネガティブな状態を無視しないで!

成長とともに、子どもにネガティブな要素が出てきたとき、
親が拒絶し、無視すると、子どもの精神状態は悪化しやすい。
受け止め、見守り、見放さないことが大事。

ふり返り
ポイント
11

親御さん自身が不平不満・不安を抱えていませんか？

否定的な言動には注意

　子どもが周囲とうまくいかなかったり問題を抱えたりすると、親御さんもつい周囲に批判的になりがちです。子どもの目線を理解することは大切ですが、親御さんが学校や友だちを値踏みしたり、一緒に不平不満を言ったりするのはやめましょう。
　ネガティブな影響しかありません。

NG

子どもの前で親自身が不平不満ばかり言っている

親のネガティブな言動を日常的に見せられると、自然と模倣し、ものごとをネガティブに捉えやすくなる。家庭内の雰囲気もわるくなり、緊張し、不安を抱きやすくなる。

NG

先生の批判ばかりしている

批判することは大切。だが、学校はサービス産業ではない。消費者的な視点でクレームをつけていると、子どもも学校に不信感を抱くようになる。学校生活や学習への態度が消極的になる。

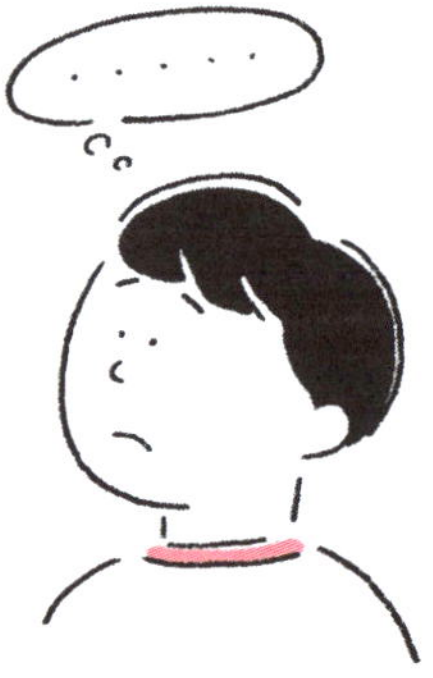

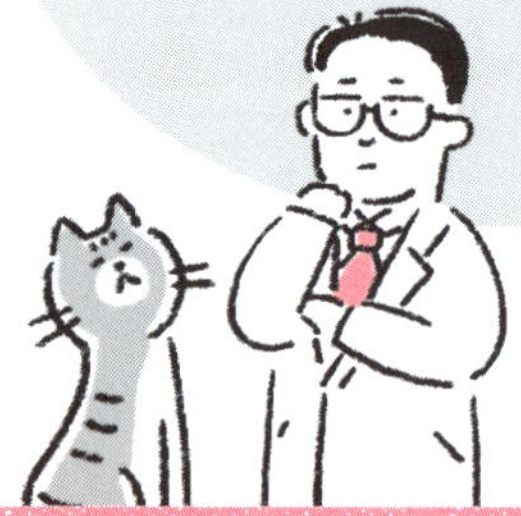

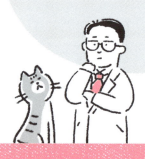

親御さん自身の心のケアが大事

　子どもにとって家庭はストレスを癒やし、安心して過ごせる場でなくてはなりません。親御さんがお子さんに同調したり、感情的になったりすると、ストレスを与えてしまいます。親御さんはケアをする側です。ケアするご自身の心の安定が大切です。趣味や外出などで上手に気分転換することを心がけてください。また、心配ごとは家族だけで解決しようとせず、相談できるサポーターをつくっておきましょう。

子どもの前でこんなことは避けて！

NG

友だちや友だちの家庭を値踏みしている

思春期の子どもにとって、同世代の友だちは重要な存在。友だちや友だちの家庭にランクをつけて値踏みし、誰とつき合うべきかを選別するのは、子どもを傷つける行為。また子ども自身が差別的に人を値踏みするようになる恐れも。

NG

友だちをつくることを過度に促している

子どもは社交的であることに不必要なプレッシャーを感じる。孤立感を強めたり、無理に友だちをつくろうとしたりしてストレスを感じる。また、内向的な性格の子にとっては、自己否定の気持ちが強まってしまう。

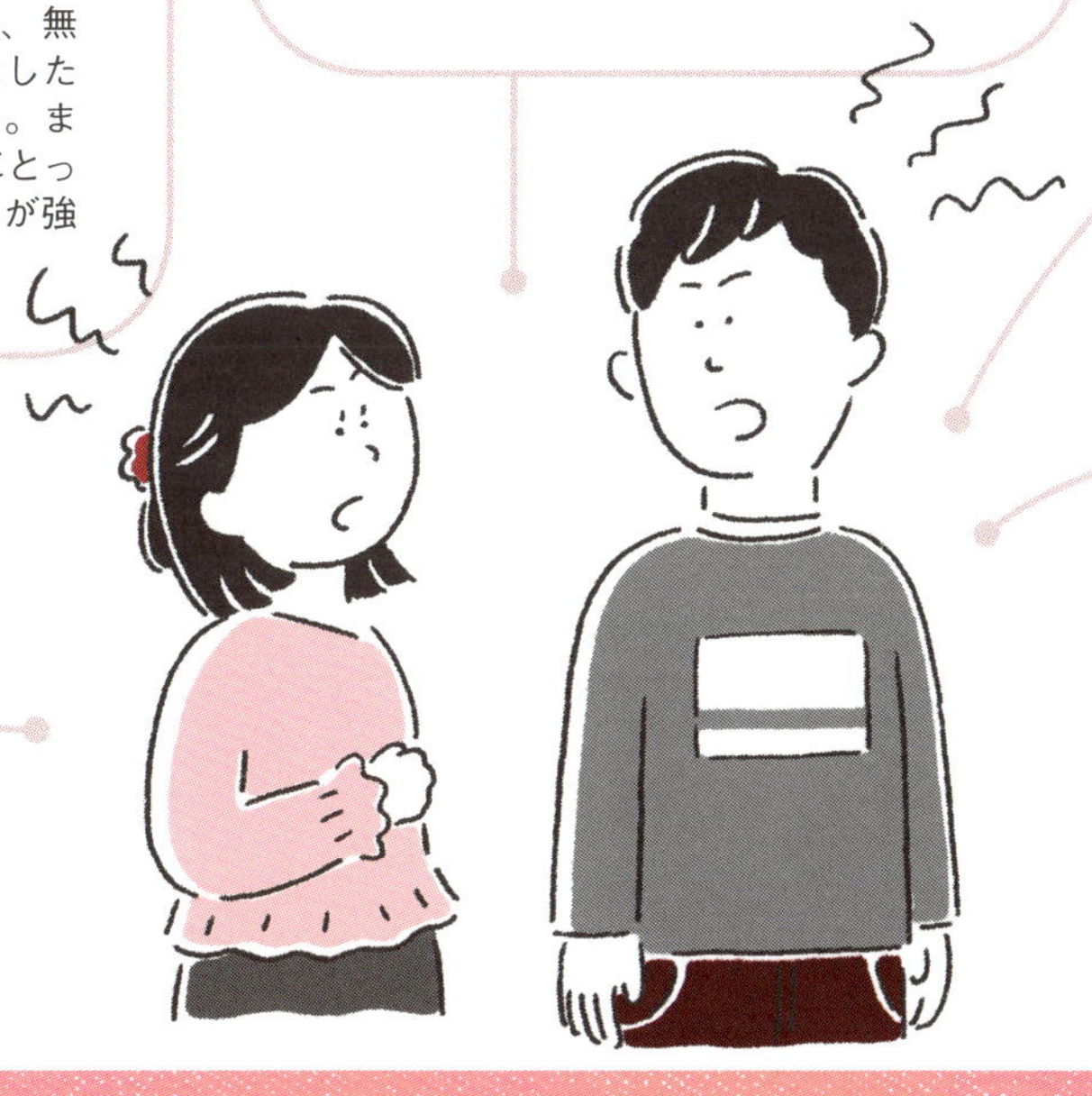

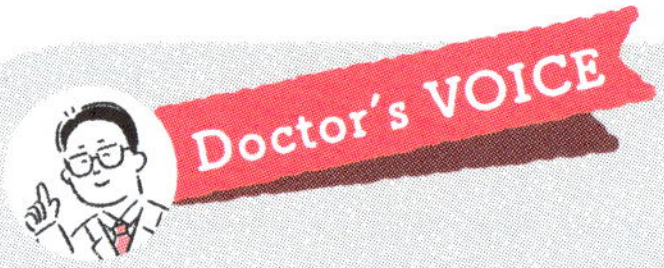

登校をしぶり始めたら、環境見直しのタイミング

ひきこもりには段階がある

ひきこもりには「準備段階」「開始段階」「ひきこもり段階」「社会との再会段階」という４つの段階があります。

「準備段階」は、頭痛・腹痛などの体調不良があり、抑うつを感じる段階です。顕在化した症状をケアしながら、子どもの心の訴えに耳を傾け対応します。

「開始段階」は、心の葛藤が精神の不安定さや家庭内暴力などさまざまな形で顕在化する段階です。本人にはしっかり休養をとらせ、家族や周囲は過度に指示しないよう注意します。

「ひきこもり段階」になると、刺激を受けなければ葛藤はさほど目立ちません。徐々に回復することもあるので焦らず、性急な社会復帰を促すことは避けてください。

ただしなんの変化も見られず遷延化する徴候がある場合には適切な治療が必要です。

「社会との再会段階」は、活動が始まる時期です。少しずつ外の世界との接触を試行錯誤していきます。

周囲は子どもの変化に一喜一憂することなく、安定した関わりを心がけます。

お互いの非を責めないことが大事

登校をしぶる、部屋から出てこないなどひきこもりの徴候が見られたら、学校や家庭などの環境を見直し、なにがストレスになっているのかを考えます。

大切なのは、本人も親自身もお互いの非を責めたり追い詰めたりしないことです。

あくまで冷静にストレスの要因を探し、解決法や回避方法を探っていきましょう。

Part4

家族だけで悩まないで

医療機関で うつ病の治療を受ける

抑うつや不安が悪化し、
ストレス症状が
おさまらないときは、
家族で抱え込まず、
医療機関に相談してください。

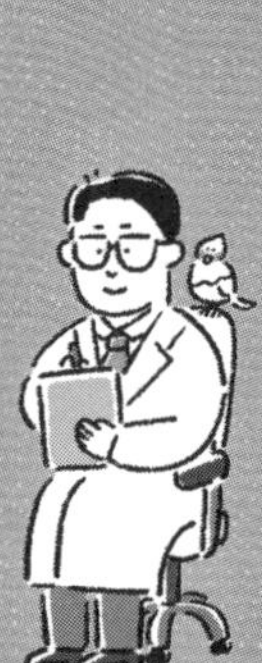

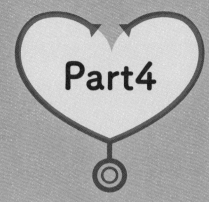

受診のタイミング

時間が経つほど悪化しやすい。ためらわずに第三者に相談

抑うつや不安の症状があっても、誰に相談したらよいのかわからず受診を先のばしする方も多いようです。ほうっておくと悪化してしまうので、できるだけ早く専門家に相談しましょう。

よく知っている医師がいる小児科でもOK

子どもに心配なことがあるとき、親御さんにとっていちばん相談しやすいのは学校かもしれません。まず担任や養護教諭に相談し、必要に応じてスクールカウンセラーにつないでもらうとよいでしょう。家と学校で連絡を密にし、連携して見守る体制を整えます。

学校や担任の先生との関係がうまくいっていない場合は、教育委員会に対応をしてもらいます。それでも解決されず、いよいよ心の問題かもと思ったときには、市区町村、地域の保健所や精神保健福祉センターで設けられている「精神保健相談」等で相談すれば、適切な医療機関を紹

医療機関に行くのを迷っているときは

- **学校関係**（担任、養護教諭、スクールカウンセラー）
- **地域の保健所**
- **地域の精神保健福祉センター**
- **児童家庭支援センター／子ども家庭支援センター／子育て支援センター（P83）**
- **児童相談所（P83）**　など

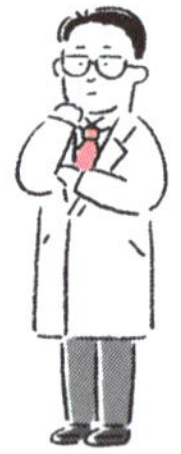
とにかく家族だけで
抱え込まないことが大事です。
医療機関への相談が
ためらわれるなら、
学校関係、地域の相談窓口に
相談してみましょう。

介してもらえます。

本人を連れて行けないときには、保険診療外にはなりますが家族だけでも相談できることもあります。

精神科にかかることを躊躇するときは、小児科でもかまいません。かかりつけ小児科があれば、まずその先生に相談してみましょう。かかりつけの先生ならば、本人が相談しやすい可能性があります。

必要なら精神科や心療内科を紹介してくれるでしょう。

子どもの精神疾患や心の問題にくわしい専門医に相談したい場合は「日本児童青年精神医学会認定医」「子どものこころ専門医」で検索することができます。

うつ病単体なら、スムーズに回復することも多い

前述したように、外来を受診するお子さんで、抑うつや不安が重症化してうつ病に移行していたり、生活に支障が出るほどうつ病が悪化していたりするケースはそれほど多くありません（P20）。それ以前に、摂食症や不安症といった別の病気で発見されるためです。

もちろん、はじめからうつ病と診断される子どももゼロではありません。数は多くありませんが、初診時にすでに重症化しているケースもあ

キーワード検索！

……小児科系の学会……

- 日本小児科医会子どもの心相談医　検索
- 日本小児心身医学会　認定医名簿　検索

……精神科系の学会……

- 日本児童青年精神医学会　認定医　検索

……小児科系＆精神科系の合同……

- 子どものこころ専門医　専門医一覧　検索

医療機関にかかるなら

- かかりつけ医（内科、小児科）
- 児童精神科
- 精神科
- 心療内科　など

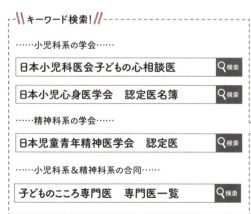

ります。

このようなうつ病単体で発症していて、ほかの疾患を併発していない場合には、適切な治療を行うことによって比較的スムーズに回復することが多いという印象です。うつ病にほかの病気が重なっていると、治療に時間がかかることがあります。

緊急性が高いときは入院や休学を勧めることも

抑うつや不安で受診したお子さんは、通常は外来で治療を行っていきますが、緊急性が高いと医師が判断すれば、入院や休学を勧めることもあります。

とくに緊急性が高いのは、自殺願望を強くもち、くり返し自傷をしたり自殺未遂を起こしたりしている患者さんです。摂食症が進行して栄養状態が悪化している患者さんも、ほうっておけば命の危険があるので早めの入院を勧めることがあります。

また、しばらく外来で治療を行ってもほとんど効果があらわれなかったり症状が悪化したりする場合や、家で療養していても日常生活に支障が出るような場合にも、「入院して治療してみてはどうですか?」と声をかけることがあります。

【DSM-5-TR】でのうつ病の診断基準

DSM-5-TR（アメリカ精神医学会）では小児のうつ病は「大うつ病性障害」または「抑うつ症」として分類されている。成人のうつ病と基本的な診断基準は同じ。主症状のどちらかを含む５つ以上が２週間以上、ほとんど一日中かつ毎日見られ、学校や家庭での機能障害があきらかである場合に診断が下る。

主症状

❶抑うつ気分　❷興味・喜びの喪失

副症状

❸食欲障害、体重減少　❹睡眠障害
❺精神運動性焦燥または制止
❻易疲労性・気力減退　❼無価値感、罪責感
❽思考力・集中力の減退　❾自殺念慮、自殺企図

公的な相談機関

●児童相談所

18歳未満の子どもとその家族を対象に、子どもの福祉に関する相談を受け付ける。全国共通の電話番号「189」（いちはやく）に電話すると、最寄りの児童相談所につながる。

全国児童相談所一覧　厚生労働省　検索

●児童家庭支援センター

子ども家庭支援センター、子育て支援センター等の呼び方も。児童相談所より気軽に相談できることが多い。家庭や地域に密着した支援を行う。

全国児童家庭支援センター協議会　検索

●保健所・精神保健福祉センター

地域の保健所や精神保健福祉センターでは、こころの健康に関する相談を受け付けている。専門家による相談が可能で、必要に応じて適切な医療機関を紹介してくれる。

全国の精神保健福祉センター一覧　厚生労働省　検索

思春期から注意したい

うつ病以外の心の問題

●破壊的行動障害（秩序破壊的・衝動制御・素行症群）

秩序破壊的・衝動制御は、低年齢ではかんしゃくやイライラ、親や教師への反抗、ものを壊す行為となってあらわれる。素行症はより攻撃的な破壊的行動をともない、暴力的いじめ、窃盗などの非行行為にも及ぶ。

●注意欠如多動症

不注意と多動・衝動性を特徴とする発達障害のひとつ。授業に集中できない、うっかりミスが多い、忘れ物が多い、物をなくしやすい、順番を待てない、などの特徴があり、学校生活や社会生活で支障をきたす。

●不安症

学校や家族、将来などさまざまなことが極度に不安になり、生活に支障が出る。特定の人以外の前でまったく話ができなくなる場面緘黙《かんもく》やパニック症、社交不安症などいくつかの分類がある。

近年はゲーム依存も起こりやすい

児童期のうつ病性障害には、破壊的行動障害（秩序破壊的・行動制御・素行症群）、注意欠如多動症、不安症が併存しやすいことがわかっています。

また、青年期のうつ病性障害には、右記のほかに物質関連症、自閉スペクトラム症の併存も多いという報告があります。

臨床現場の個人的な印象では、近年はゲーム（インターネット・スマホ）依存も併存しやすいと感じています。ひと昔前のアルコールや薬物依存が、いまはゲーム依存に置き換わっている

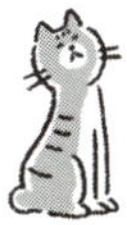

「あれ？」と思ったら
早めに学校や医療機関に相談。

●物質関連症

アルコールや危険ドラッグ、覚醒剤、睡眠薬など精神に作用する物質が体内に入ることによって脳に影響を及ぼし、中毒や乱用、依存などの問題を生じる。ストレスや孤独など心理的問題が引き金になることもある。

●摂食症

拒食や過食など、食に関する問題行動。思春期に多く、「太ることの恐怖」やダイエット、ストレスなどさまざまな原因から生じる。栄養状態が極度に悪化して心身の発達や命に関わることもある。

●ゲーム依存

スマホやパソコンなどのゲームに毎日長時間没頭し続け、睡眠や学業、仕事など日常生活に支障が出てもやめることができない。食事中も人との会話中もゲームのことが頭から離れず、注意されると激高する。

のではないかという指摘もあります。

小児が双極症と診断されるケースはまれですが、長期的に経過を観察していくと、軽躁状態を含む躁状態があらわれることもあるため、双極症の傾向も否定できません。

思春期の子どもがうつ病に至る過程であらわれる症状には、摂食症、自傷行為、ゲームやアルコール、薬物の依存などいろいろなものがあります。

また、多くの精神疾患と同じように、根底に親子の愛着形成の問題が関わっていることも無視できません。

治療の見通し

休養がなにより大事。成人期までを念頭に治療する

うつ病は、初期の段階で気づいて適切な治療を行えば回復する病気です。思春期に発症したうつ病でも、初期段階が重要なのは同じです。

急性期の適切な対応が重要

「ちょっとだるそうだな」「疲れやすいみたい」と思ったら、子どものことを注意深く観察してください。朝、起きられなくなったり、食事がとれなくなったりしたら、うつ病の初期症状も疑われます。早めに専門医を受診しましょう。

うつ病と診断されたら、とにかく休ませてあげることが大事です。この時期に無理をしたり、焦って登校させたりすると、こじらせて長期化してしまいます。小児から青年期のうつ病にはまだ薬物療法の安全性が確立していません。また、認知行動療法も、ある程度言語化能力が発達していないと効果が出ないので、治療では環境調整が優先されます。

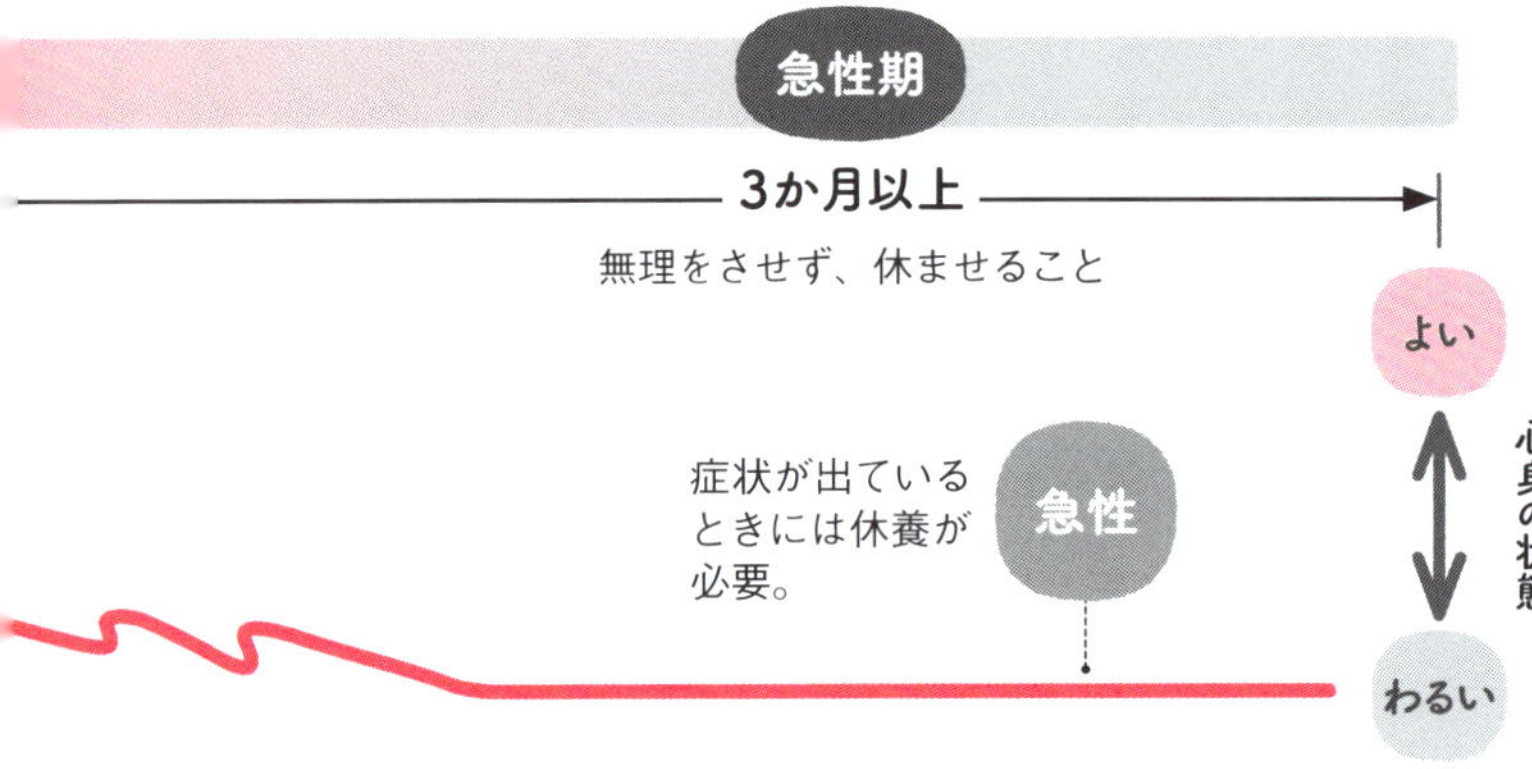
急性期
3か月以上
無理をさせず、休ませること
よい
心身の状態
症状が出ているときには休養が必要。
急性
わるい

うつ病の病期と標準的な治療

子どものうつ病の約10%は慢性化する

児童・青年期のうつ病は1～2年で軽快することが多いものの、再発する可能性も高いとされます。この年代に発病した抑うつ症の予後調査では、93%は完全寛解したものの、53%は再燃（ぶり返し）が認められました。このため、いったん回復してもそれきりにせず、成人期まで念頭においた対応が必要です。

子どものうつ病の約10%は慢性化すると報告されています。慢性化したケースでは、不安症、物質関連症、パーソナリティ症が根底にある可能性も考えられるため、うつ病の治療だけで症状を完全に消失させるのは難しいと見られます。

治療法が本人に合っていれば半年ほどで回復の兆しが見られますが、回復後、元の生活に戻る際には要注意。数か月のブランクでも、同級生の輪に戻るのは大変です。また、授業についていくのが困難になるからです。遅れをとり戻そうとがんばって再発することもあります。思ったように成績が上がらないと、ますます自己肯定感が下がります。

もちろん、そうしたハンディを乗り越えていく子もたくさんいますが、回復後も思春期特有の問題があることは周囲も認識しておきましょう。

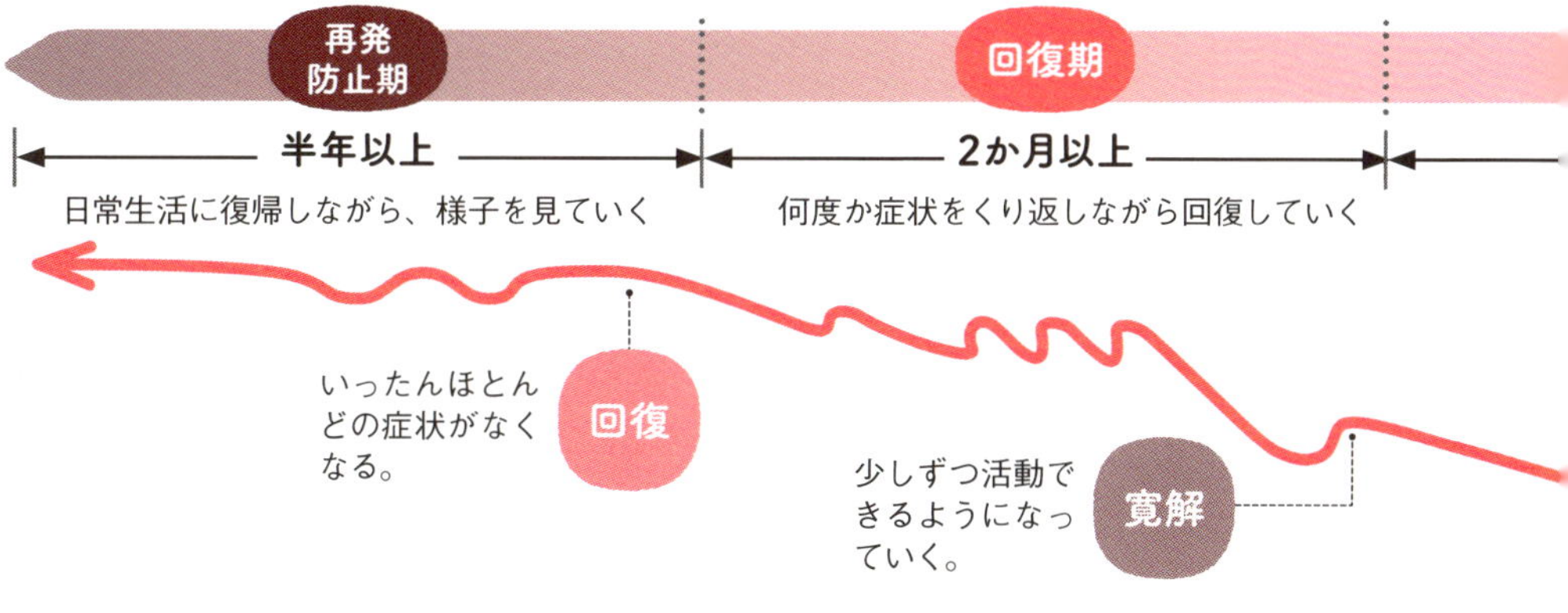

医療機関での治療

薬物療法が第一ではない。薬よりも安心できる環境が大事

大人のうつ病の場合、休息と薬物療法が中心ですが、児童・青年期のうつ病では薬物療法が第一ではありません。

子どもの場合、薬物療法を積極的には行わない

臨床試験によると、児童・青年期のうつ病に対する抗うつ薬使用は大人ほど有効ではなく、とくに三環系は有効性が確認されていません。ＳＳＲＩの有効性は実証されていますが、効果が得られないこともあります。また、小児・思春期では自殺関連行動のリスクが高まるという問題もあります。

いずれの薬剤も子どもの場合、日本では臨床試験で有効性・安全性が確認されておらず、保険適用ではないので積極的に用いることはできません。このため児童・青年期のうつ病には原則として、まず精神療法や環境調整、心理療法を行います。この時期のうつ病は、背景要因を探り、

とくに急性期にしてはいけないこと

- **過度な運動**

  症状が重い場合、運動をするとかえって症状が悪化してしまう。

- **家事などのお手伝い**

  家事や家業の手伝い、祖父母の介護などのお手伝いもさせないほうがいい。

- **ストレスのかかる集まり**

  たとえば親戚同士の集まりなど、本人が望まない接触は避ける。

- **スマホやパソコンでのネット使用**

  インターネット環境につながらないようにする。

解決をはかることで改善することも少なくないのです。

過度の抑うつや精神運動抑制、不眠がある場合には、薬物療法も検討します。重度のうつや自殺の危険があれば入院治療も選択肢となります。薬物療法を行う場合、小児には不安や焦燥感、パニック発作、不眠、易刺激性、敵意、衝動性、アカシジア（そわそわと動き回る）、軽躁状態、躁状態などが生じやすく、服用後2週間以内はとくに注意が必要です。薬物療法のリスクを本人や親御さんに説明し、慎重に投与します。

安心して休養できる環境を整えることが大事

うつ病になると精神運動が抑制されて活動性が著しく低下するので、子どもはどこもわるくないのに登校できなくなることがあります。親御さんはお子さんの変化に戸惑うかもしれませんが、そんなときはお子さんが思春期の只中にいることを思い出してください。

思春期になると、子どもの体は急激に成長し、第二次性徴を迎えます。心理的には親から離れてアイデンティティを確立しようともがく時期です。親に依存する一方、一個の人間として自立しようと子どもは葛藤しています。同時に自分の能力や外見、強みや弱みに気づき、ありのままの自分を受け入れると同時に自己肯定感も低下しがちです。

とくに回復期にしてはいけないこと

引っ越しや転校など

引っ越しや転校など、環境を急激に大きく変えると悪化や再発の原因になる。

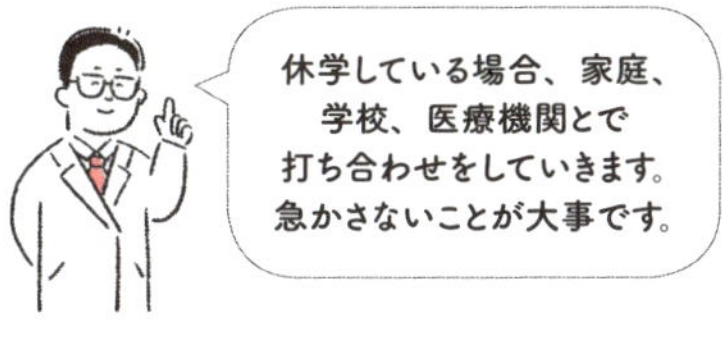
休学している場合、家庭、学校、医療機関とで打ち合わせをしていきます。急かさないことが大事です。

旅行などのイベント

完璧に治っているわけでないため、楽しそうなことでも、ストレスになるので注意する。

回復を急かす声掛け

「もう治ったんじゃないの？」「早く復学しなきゃね」など回復を急かすような声掛けはやめる。

体も心も不安定なこの時期には、疲れたときに安心して休息できる場が必要です。とくに、すでに抑うつや不安に悩んだり、うつ病を患ったりしている子どもには、家庭に安息の場を整えてあげてください。

本人ががんばったことをほめ、支えていく

子どものうつ病への効果が認められている心理療法は、認知行動療法と対人関係療法です。ただし、心理療法にはある程度感情を客観的に認識して言葉にする力が必要なので、実際に行える症例は限られています。

認知行動療法とは、ものごとの受け止め方（認知）と行動に働きかけてストレスを軽減する方法です。対人関係療法は、ストレスの原因となる対人関係上の問題に着目して治療していく方法です。

とはいえ、こうした療法が行える医療機関は多くないので、一般的には環境をアセスメントし、具体的な環境調整の提案が行われています。それでも改善しなければ、慎重に検討したうえで薬物療法を開始します。

また、自己肯定感が低下しているので、本人なりに努力しているところを探してほめるといった支持的心理療法も行います。「今日は5分散歩ができたね。がんばったね」など、本人なりの進歩を言葉にしてあげます。スモールステップを見逃さずほめることが大切です。

回復の具合をチェック！

普段の行動をよく観察し、回復の様子をチェック。

- [ ] **30分以上散歩ができるようになった**

日中普通に動けるようになったら、散歩などに連れ出し、30分以上歩けるかどうかを見る。

- [ ] **終日普通の生活を送れている**

抑うつが強い時期は起き上がることも困難。朝起きて、日中は活動し、夜床に就けるようになったか。

思春期は生活リズムが乱れやすいので、食事や睡眠が不規則にならないように一日、一週間のスケジュールをつくります。また、うつ病になると疲れすぎないように活動量も調整します。

重度のうつ病の場合、急性期には過度な刺激やストレスに注意します。通学している場合は、学校の環境にも配慮が必要です。大音量や強すぎる光などの刺激は自律神経に大きな負荷をかけてしまいます。

また、授業の内容がわからなかったり間違った回答をしたりしたとき、本人の自己肯定感が下がらないように先生にも配慮してもらいます。

長期間休むときはその後の選択肢を柔軟に考える

急性期にしっかり休息をとり、症状が落ち着いてきたら、少しずつ好きなことにエネルギーを使えるようにしていきます。散歩や買い物などで体を慣らし、体力も回復させます。

学校を長期間に休んだ場合、その後の進路は柔軟に決めましょう。いまの時代、人生の選択肢は多様化しています。大人も子どもも「元の学年に戻るしかない」と思い込んでいると、よりよい選択肢が見えなくなってしまいます。一年遅れで進学するのか、通信教育など別の道を行くのか、本人の意志を尊重し、無理のない進路選びをさせてあげましょう。

□**まんがなど活字があるものを読めるようになった**

最初は写真集や画集などでOK。徐々に活字の量が多いものに変え、読めるようになってきたか。

□**テレビドラマなどを見られるようになった**

急性期は集中してドラマを見ることもできない。ドラマを見て喜怒哀楽を表現できるか。

死にたいサインが出ていたら
専門機関と連携してわが子を守る

自殺の予防

子どものSOSには「教室（きょうしつ）」

- き…きづいて
- よ…よりそい
- う…うけとめて
- し…しんらいできる専門機関にも
- つ…つなげよう

自殺を考えるほどの抑うつを
抱えている子どもを
家族だけで
なんとかしようとしないで。
専門機関とつながりをもち、
親御さんの心も守りながら、
お子さんの安全を守って
いきましょう。

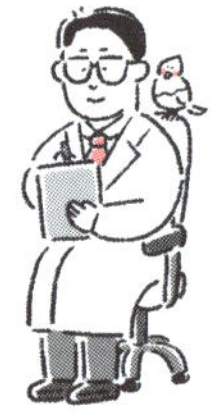

出典：『学校現場から発信する 子どもの自殺予防ガイドブック―いのちの危機と向き合って』阪中順子（金剛出版）

抑うつ状態の若者のうち約60％が自殺を考えたことがあり、約30％が実際に自殺を試みているとされます。

とくに発達段階で対人関係に問題があるとストレスが重なり大きなストレスとなり、自殺リスクを高めるといわれています。自殺リスクが高いのは、精神疾患の併存や衝動性・攻撃性がある、自尊感情が低く絶望感が強い、問題解決能力が低い、家族に自殺者がいる、家族関係が不安定、虐待を経験した、などのケースです。

子どもの自殺を予防するためのキャッチフレーズに「きょうしつ」というものがあります（上記参照）。心の問題に「きづいて」「よりそい」「うけとめて」「しんらいできる専門機関にも」「つなげよう」という標語です。

こんなSOSサインに注意

- □自殺未遂歴がある
- □自殺関連行動（自傷行為など）がある
- □心の病（抑うつ症状と反社会的行動が同時にあらわれる）
- □安心感のもてない家庭環境
- □ゼロか100か、白か黒かなど極端な性格傾向が見られる
- □孤立感が強い
- □安全や健康を守れない傾向が見られる

行動の変化

❶自己管理の低下
- 身だしなみが乱れる
- 衛生状態が悪化する

❷リスクの増加
- 危険な行動をとるようになる
- 事故やけがが増える

❸健康状態の悪化
- 睡眠パターンの乱れ
- 食事の量や質の変化
- 体調不良の訴えが増える

精神状態の変化

❶注意力の低下
- 仕事や日常生活でミスが増える
- 集中力が続かない

❷情緒の不安定
- 感情の起伏が激しくなる
- イライラや落ち込みが目立つ

❸社会性の低下
- 人との交流を避ける
- 孤立しがちになる

アメリカの自殺予防教育に用いられる「ACT」をもとにしています。

ACTとは、A＝Acknowledge（気づく）、C＝Care（関わる）、T＝Tell a trusted adult（つなぐ）を意味します。

また「よりそい」「うけとめる」には、TALKの原則を用います（P94）。

自殺を防ぐのに大事な役割がゲートキーパーです。学校では教員や養護教諭、スクールカウンセラー、友だちや先輩、家庭では親やきょうだいが担い、悩みをもつ子に「きづき」「よりそい」「うけとめ」「しんらいできる専門機関につなげて」あげます。

「うけとめる」際に大切なのが傾聴です。プライバシーが保たれた静かな場所で、「いま、自殺を考えているのか」「危険性はどのくらいあるのか」

TALKの原則を守ろう

T …Tell　言葉に出して心配していることを伝える。

A …Ask　「死にたい」という気持ちや背景を誠実に尋ねる。

L …Listen　絶望的な気持ちをしっかりと傾聴する。

K …Keep safe　安全を確保する。泣き叫んだときは落ち着くまで誰かが横にいる。

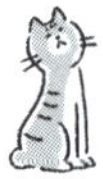

プライバシーが保たれている、
静かに対話ができる場所で
話を聞きましょう。

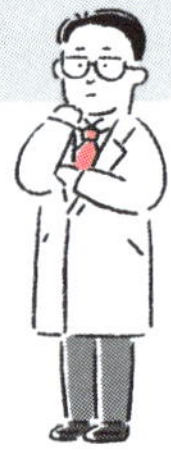

を率直に尋ねます。死にたい気持ちについて率直に聞くことはマイナスではなく、悩みを整理して、本人を前向きにする効果があるとされています。

本人の身の安全性を確保したうえで、「いま、なにが問題なのか」「どうすれば自殺を防げるのか」「自分のほかに誰が支援者となれるのか」を考え、支援のキーパーソンにつなげていきます。

傾聴の最後には「絶対自殺しない」約束を交わし、今後も支援を続けること、連絡をとり合うことを確認します。

家族がゲートキーパーであっても、家庭内で抱え込んではいけません。必ず信頼できる医療機関や相談機関などにつながってください。

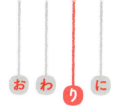

おわりに

近年、とても多くの親御さんがお子さんの精神的な問題に悩んでいます。これといって問題のないお子さんが急に抑うつや不安症におちいったり、不登校になったりすることもあります。いつ、どんな子がメンタルの不調を訴えても不思議ではありません。

有識者のなかには、こうした問題の背景には核家族化があると考える方もいます。祖父母や親戚、地域のコミュニティから家族が切り離され、子育てや親子関係について第三者やほかの世代に相談する機会が失われたため、子育てに偏りが生じたという見方です。

もちろん精神的不調にはさまざまな要因がありますが、多くの子どもをみてきた経験から、子どもの精神的問題と家族の孤立はけっして無関係ではないと感じます。

この本を手にしてくださった方は、お子さんになんらかの精神的不調があらわれているのではないかと思います。だとすると、すでにご家族がネットワークから孤立した状態にある可能性もあります。

あわただしい現代社会で人とつながることは煩わしく難しいことですが、少なくとも家族が孤立することは避けてください。社会資源も活用し、さまざまな視点から情報を集めて役立ててほしいと思います。本書が、皆さんが適切な解決策を見出す一助になれば幸いです。

舩渡川智之（ふなとがわ・ともゆき）

日本精神神経学会指導医・専門医。日本児童青年精神医学会認定医。子どものこころ専門医・指導医。

栃木県出身。2004年山形大学医学部医学科卒業。2年間の初期臨床研修を経て、慶應義塾大学医学部精神・神経科学教室に入局。同医局の関連病院等での研修の後、東邦大学医学部精神神経医学講座の助教に就任。以来、東邦大学医療センター大森病院メンタルヘルスセンターにて一般精神科臨床の傍ら、児童精神科医として臨床、精神病の予防・回復のためのデイケアの診療にも携わる。児童精神医学、学校精神医学、予防精神医学、精神科リハビリテーションが専門。

●東邦大学医療センター大森病院　メンタルヘルスセンター
https://www.lab.toho-u.ac.jp/med/omori/psycho/

［参考文献］
『学校現場から発信する 子どもの自殺予防ガイドブック―いのちの危機と向き合って』阪中順子著（金剛出版）
『こころライブラリーイラスト版　良い子のこころが壊れるとき』山登敬之監修（講談社）
『子どものうつと問題行動・不登校の関連「うつ」という子どものSOSと学校ができる支援』周防美智子著（学文社）
『子どものための精神医学』滝川一廣著（医学書院）
「児童・生徒の自殺予防に向けたこころサポートハンドブック（改訂版）」神奈川県教育委員会

心のお医者さんに聞いてみよう
思《し》春《しゅん》期《き》の子《こ》の「うつ」がよくわかる本《ほん》
SOSサインの見極め方と適切な接し方

2024年10月31日　初版発行

監修者・・・・・・・・舩《ふな》渡《と》川《がわ》智《とも》之《ゆき》
発行者・・・・・・・・塚田太郎
発行所・・・・・・・・株式会社大和出版
東京都文京区音羽1-26-11　〒112-0013
電話　営業部03-5978-8121 ／編集部03-5978-8131
https://daiwashuppan.com
印刷所・・・・信毎書籍印刷株式会社
製本所・・・・株式会社積信堂

ISBN978-4-8047-6444-3